# TV 문제로
## 아이와 싸우지 않는
### 훈육법

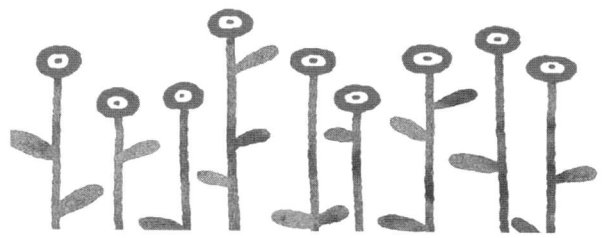

마틴 라지 지음 | 하주현 옮김

# TV 문제로
# 아이와 싸우지 않는
# 훈육법

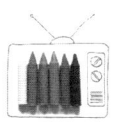

TV, 게임, 컴퓨터 문제는 아이에게 소리치고 싸운다고 달라지지 않는다.
수많은 사례를 분석한 저자가 해법을 제시한다.

BM 황금부엉이

"텔레비전 보면 머리 나빠져요!"

할아버지의 TV 리모컨을 왜 숨겼느냐고 묻자 6살짜리 조카는 이렇게 대답했다. 어릴 적 나와 같은 유치원을 다니던 6살짜리 친구도 다른 아이가 왜 너희 집엔 TV가 없냐고 묻자 비슷한 대답을 했었다. 두 사람의 나이 차이는 30년이 넘지만 결론은 같다. 부정적으로 보면 30년이라는 세월이 지나도 어린이와 TV라는 문제를 다루는 방법이 별로 달라진 게 없다고도 할 수 있겠지만 따져 보면 꼭 그렇지만도 않다.

몇 가지 변화가 일어났다. 아주 상반된 방향에서 전혀 다른 내용으로. 첫째, TV와 영화, 컴퓨터 사용 시간을 모두 합해 보면 요즘 아이들은 그 유례를 찾아볼 수 없을 정도로 많은 시간을 스크린 앞에서 보내고 있다. 이는 아이들이 과거에 비해 활동량이 적고 뚱뚱해졌음을 의미하며, 결과적으로 2형 당뇨병[1] 즉 과거에는 '성인형 당뇨병'이라 불리던, 가만히 앉아서 지내는 60대에게서나 주로 발병하던 질환을 앓는 아이들의 수가 놀랄 만큼 증가했다. 지금 이 병은 어린이와 10대 청소년 사이에서 전염병처럼 번져나가고 있다.

두 번째 변화는 스크린 앞에 앉아 있는 것이 신체적으로나 사회적으로나 아이들에게 해롭다는 인식이 전보다 훨씬 보편화된 것이다. 끊임없이 몸을 움직이려 하고 뭔가를 하고 싶어 하는 아이들의 천성에 어긋날 뿐 아니라, 그들의 상상력과 창의력을 훼손한다는 사실에 대한 인식도 높아지고 있다. 미국에서는 텔레비전의 퇴출을 촉구하는 스티커를 범퍼에 붙인 차가 점차 늘어가고 있다. 알다시피 미국의 자동차 스티커는 대중의 의식이 어디를 향해 가고 있는가를 알려주는 척도에 속한다. 이런 말이 적힌 스티커도 본 적이 있다. '당신의 TV를 죽여라!'

나의 최대 관심사는 아이들은 어떻게 성장하는가, 그리고 그들이 가진 인간으로서의 잠재력을 온전히 발달시키기 위해선 어떻게 해야 하는가이다. 아이들의 미디어 사용 문제에 있어서도 우리 문화의 어떤 요소들이 아이들의 온전한 성장을 방해하는가를 보려고 한다. 아이들이 잘 자라기 위해선 사랑으로 돌봐주는 어른들과 많은 접촉을 나눌 수 있어야 하며, 그들이 가진 잠재력이 지적, 사회적, 정서적, 육체적인 측면에서 골고루 발달할 수 있도록 어른들로부터 충분한 격려와 자극을 받을 수 있어야 한다. 제 아무리 좋다 해도 디지털 미디어는 사랑으로 가득한 어른만큼 아이를 성장시킬 수 없다. 하지만 어른들은 너무나 쉽게 미디어를 베이비시터 삼아 아이를 떠맡겨버린다. 그것이 부모의 사랑과 관심을 대신할 수 없음을 알기 때문에 죄책감을 느끼면서도 일상에 쫓기다 보면 그렇게 되고 만다. 그 결과는 무엇인가?

나는 30년 전부터 어린이집과 유치원의 교사로 일하기 시작했다. 아이들은 모든 것에 열려 있으며 모방하는 힘이 강하다고 배웠지만 아이들과 생활하면서 나는 이 개방성이란 특성을 가진 아이들이 절반 정도밖에 되지 않는다는 것을 알게 되었다. 그렇다면 나머지 절반은? 아이들마다 정도는 달랐지만 경계심이 많고 닫혀 있었으며, 다른 사람들에게 자신을 열어 보이기 힘들어했다. 오히려 가정생활이 힘들고 고통스러웠던 아이들의 경우는 그러려니 이해할 수 있었다. 우리는 그 아이들이 따뜻하고 보호받는다는 느낌을 가질 수 있도록 최선을 다했고, 점차 마음을 열기 시작했다. 하지만 갈수록 더 힘들어져 가는 아이들도 있었다. 도무지 뚜렷한 이유가 없는데도 내면에 감추어진 참모습을 찾아내고 활짝 피어나게 하기가 정말로 어려웠다.

대부분 텔레비전 시청을 많이 하는 아이들이 그랬는데, 내가 내린 진단에 점차 확신을 갖게 되면서 기꺼이 마음을 여는 가정부터 차례로 만나면서 텔레비전을 끄고 어떤 변화가 생기는지 지켜보자고 했다. 결과는 놀라웠다. 내가 가장 자주 들었던 말은 "우리 애가 이렇게 멋진 아이인줄 정말 몰랐어요."였다. 유치원에서는 보통 일주일 안에 아이의 '본 모습'이 드러나고 태도가 달라지는 것을 확인할 수 있었다.

가장 인상적인 사례는 토니라는 남자아이였다. 토니는 나이에 비해 몸집이 컸고 다른 아이들에게 아주 사납게 굴었다. 모두가 자기를 공격하려 한다는 피해의식이 가득했고, 놀이 속에는 자기를 죽이려고 달려드는 괴물, 상어 따위의 험악한 것들로 가득했다. 그렇게 신경이 곤두서 있으니 조그만 자극에도 공격적인 반응을 보이는 것도 당연해 보였다. 아이의 상태에 대해 여러 번 이야기를 나눈 끝에 토니의 엄마는 무진 애를 써서 TV 시청 시간을 크게 단축시켰다. 아이는 곧바로 달라졌다. 놀이 속 험악한 장면들이 다소 부드러워졌고 다른 아이와 어른들에 대한 행동도 상냥해졌다. 토니의 참모습이 꽃피기 시작했다. 그러던 중 엄마와 일주일 동안 할아버지 댁에 가있게 되었다. 많은 미국의 가정처럼 그 집에도 아침부터 밤까지 TV가 켜져 있었다.

토니가 다시 등원했을 때는 옛날처럼 공포와 공격성으로 가득 차 있었다. 한두 주 후에는 안정을 찾았지만, 몇 달 뒤 또 일주일 동안 할아버지 댁을 방문했다. 그리고 또 다시 무시무시한 이야기를 지어내며 놀기 시작했다. 토니는 그해 할아버지 댁을 세 번 방문했고, 그때마다 같은 패턴이 반복되었다. 토니가 놀이에서 보이는 양상을 그래프로 그려 보았다면 차츰차츰 올라가다가 그렇게 TV에 노출될 때마다 급 하강하는 선으로 나타났을 것이다.

나는 토니의 경우가 유별나다고 생각하지 않는다. 많은 아이들이 '스크린 타임'[2]에 대해 토니와 동일한 반응, 즉 크게 상처를 받고 두려워하다가 공격적으로 대응하는 모습을 보인다. 의기소침해지고 자기 안에 침잠해버리는 아이들도 있다. 스크린 타임이 미치는 영향은 아이들마다 다르게 나타난다. 아이의 삶에 다른 스트레스 요인이 얼마나 있느냐에 따라 그걸 받아들이고 소화할 수 있는 정도가 달라지기도 한다. 나는 컴퓨터 사용을 포함한 미디어 시청도 아이에게 스트레스 요인이 될 수 있다고 생각한다. 지극히 건강한 아이라면 일정 정도의 스트레스를 받아들이고 소화할 수 있겠지만, 오늘날 많은 아이들은 이미 가정과 유치원, 학교에서 너무 많은 스트레스를 받고 있다. 그런 아이들에게는 얼마 안 되는 미디어 접촉도 과할 수 있다.

미디어가 아이들의 삶에 어떤 영향을 미치는지 알게 되면서 가족과 사회 전체에 미치는 영향에 대해서도 관심을 갖던 중, 에콰도르 여행을 통해 그 문제를 새롭게 바라볼 기회가 찾아왔다. 그곳에서 나는 아주 멋진 가족과 한 달 동안 함께 생활했다. 그들은 매일 저녁 식사를 마치고나면 온 식구가 안방에 모여 침대와 의자에 편안히 몸을 기대고 한 시간 동안 연속극을 보았다. 그곳에는 서로의 존재를 기꺼워하는 따스한 정이 있었고, 그 느낌은 하루 세 번 식탁에 둘러앉을 때와 별반 다르지 않았다. 그럼에도 불구하고 그들이 밥상 앞에서처럼 서로를 바라보고 있지 않다는 것이 내겐 큰 충격으로 다가왔다. 모두가 그저 화면만 바라보고 있었다. 암울한 미래가 내 눈앞에 펼쳐지는 것 같았다. 곧 성인이 될 아들들은 자기들 방에 따로 TV를 놓기 원할 테고, 그 다음엔 10대인 딸, 마지막엔 유치원 다니는 아이도 그럴 것이다. 그러면 그 가족은 정말 미국화되리라. 더 이상 서로를 품에 안지 않고 하루에도 몇 시간씩 스크린만 멍하니 바라보는 그런 모습으로. 얼마나 불행한 일인가!

약 10년 전 처음 방문했던 아름다운 나라, 탄자니아에서는 텔레비전이 국가에 미치는 영향에 대해 생각해 볼 기회를 얻었다. 그전에 남아프리카와 케냐의 발도르프 학교와 일하면서 나는 이미 아프리카와 아프리카 사람들의 따스함에 푹 빠져 있었다. 하지만 탄자니아에는 뭐라 콕 집어 설명할 수 없는 어떤 요소가 더 있었다. 처음 그 나라를 방문했을 때 나는 많은 어른들을 만났는데 그때마다 거의 동일한 경험을 했다. 서로에 대한 중요한 첫인상을 만드는 몇 분간의 예의바른 침묵, 그리고 그쪽에서 먼저 깊이와 의미를 가진 인간 대 인간의 만남을 여는 부드러운 인사를 한다. 나는 아직도 그때의 첫 만남들을 잊을 수가 없다. 이곳 미국이나 유럽에서는 아주 드문, 혹여 찾아온다면 보물처럼

9

간직하게 되는 그런 만남들이었다. 그러나 탄자니아에서는 거의 매일같이, 그것도 하루에도 여러 번씩 그런 만남이 찾아왔다. 어떻게 이럴 수가 있지? 나는 궁금했다. 그 뒤 나는 그 나라에 텔레비전이 허용된 것이 3년밖에 안됐다는 사실을 알게 되었다. 그 전에는 TV가 금지되어 있었다. 내가 만난 어른들은 TV 없이 자란 사람들이었다. 그들은 인간이라면 마땅히 그러해야 하는 모습, 즉 명확하면서도 타인에 대해 열린 마음으로 갖고 행동하는 진짜 인간들이었다.

나는 그들에게 텔레비전이, 특히 어린 아이들에게 미치는 영향에 대해 경고하려 애썼다. 그러나 TV에 대한 경험이 너무나 새롭다보니 아직 그 폐해에까지 시선이 미치지 않았다. 몇 년 후 다시 탄자니아에 갔을 때 많은 부모와 교사들은 청소년들의 공격성과 폭력이 점차 증가하는 것을 보며 그 현상이 텔레비전 시청 증가와 관계있는지 걱정하며 물어보았다. 그 답은 말할 것도 없이 '그렇다!'이다. 이는 워싱턴 대학의 역학자인 브랜든 센터웰(Brandon Centerwell) 박사의 연구를 통해 입증되었다. 이 책의 본문에는 다른 연구들도 많이 실려 있다. 그는 미국과 캐나다, 남아프리카에서 지난 40년간 일어난 살인사건의 패턴을 조사했고, 텔레비전 시청 증가와 해당 국가의 폭력사건 증가에 분명한 상관관계가 있음을 밝혀냈다.[3]

의기소침해질 때는 우리 모두가 미디어의 폐해에 경각심을 가질 수 있기 위해선 어느 정도의 대가를 치러야 할까 싶기도 하다. 영원히 금지시켜야 한다는 것이 아니라 음주 문제를 대하듯 미디어를 바라볼 수 있어야 한다는 것이다. 과하지 않은 양은 마셔도 큰 지장 없는 사람들도 있지만, 완전히 격리시켜야 하는 사람도 있다. 많은 양을 섭취해서

득이 되는 경우는 절대 없으며, 중독은 개인과 가족, 사회의 재앙이다. 미디어 시청도 똑같은 것이지만 우리는 우리 아이들이 그것을 아주 많이 섭취할 수 있도록 축복을 담아 훈련시킨다.

분명히 이제는 우리의 행동을 바꾸어야 할 때이다. 그리고 나는 이 책이 그러한 변화를 가져오는 데 보탬이 되기를 간절히 바란다.

조안 알몬(Joan Almon)
미국 아동 연합 코디네이터

Set Free Childhood

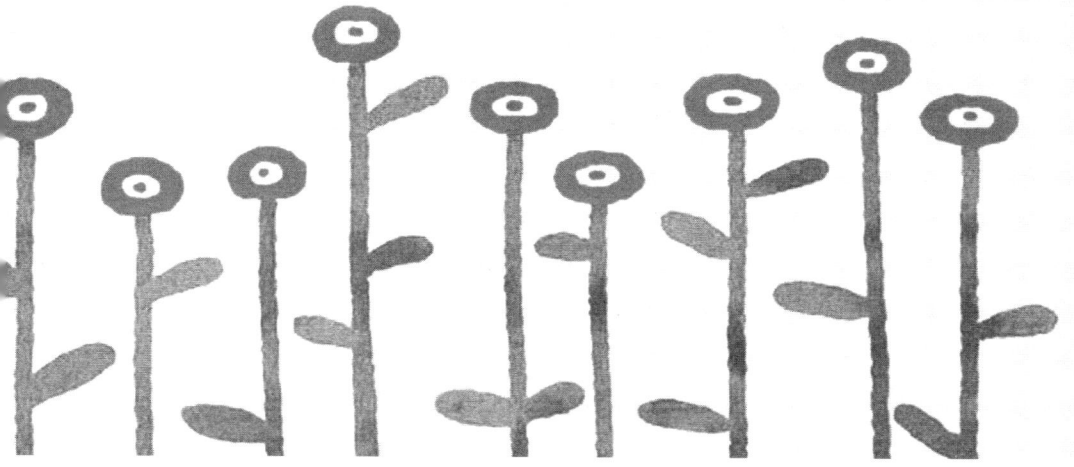

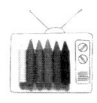

Chapter 1

# 텔레비전, 컴퓨터, 게임!
# 도대체 뭐가 문제인가?

디지털 미디어가 '교육적'일 거라는 부모들의 착각 / 디지털 미디어 장사꾼들의 거짓말 /
집 밖은 위험하며, 집 안은 더 위험하다 / 당장 급한 부모들을 위한 가이드

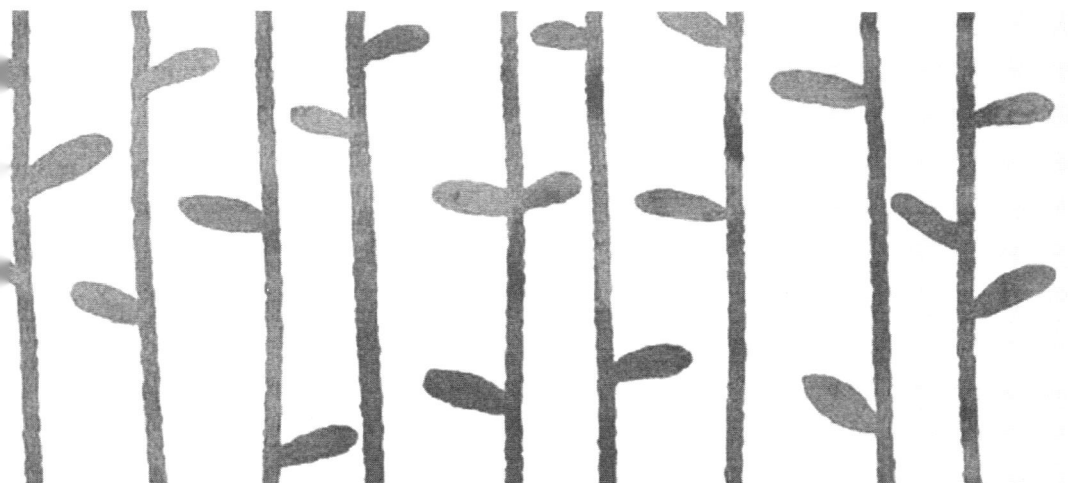

# 디지털 미디어가 '교육적'일 거라는 부모들의 착각

아무리 달래도 울기만 하고 잠도 안 자는 6개월짜리 아기, TV에서 들었던 '탕, 탕!' 말고는 한 마디도 못하는 유아, 악몽을 꾸고 심각한 불안에 시달리는 5세 아이, 수업에 집중하기 힘들어 하는 8세 아이들의 교실 풍경, 학습 장애, 막무가내 떼쓰기, 반사회적 행동, 식이장애, 불면증, 언어 발달 지체, 뭔지 모를 불만족 등 부모를 답답하게 만드는 갖가지 정서적 문제가 전염병처럼 퍼져나가고 있다. 도대체 뭐가 문제일까?

아이들은 천천히 자란다. 아이 한 명, 한 명의 특성에 따라 조금씩 다르기는 하지만 생후 첫 3년간의 과제가 걷기, 말하기, 사고하기인 것처럼 대부분은 단계별로 차례차례 성장한다. 어느 세대의 아이들이건 아이들은 사랑하고 사랑받는 관계, 좋은 음식, 배우고 놀 수 있는 시간, 차분하고 리드미컬한 가정환경 등 꾸준하고 안정적인 것들을 필요로 하지만, 세상은 이런 것에 아랑곳하지 않고 무자비하리만큼 빨라지고 있다. 이러다 아이들의 어린 시절이 없어지는 결과가 초래될 지도 모른다.

지능 향상을 약속하는 각종 컴퓨터 소프트웨어와 언어 발달을 촉진한다는 각종 유아용 텔레비전 프로그램과 함께 시작된 유아기는 TV만 켜두어도 시선을 뗄 수 없어 밥도 못 먹을 지경에 이르고, 점차 성장하면서 접하게 되는 인터랙티브한 컴퓨터 게임[1]은 한 술 더 떠 아이들이 아예 스크린을 끄지 못하게 만들 뿐만 아니라 새로운 것을 사달라고 끊임없이 부모를 졸라대게 만든다. 그러다 학교에 가면 학교에서 역시 디지털 미디어의 사용이 갈수록 증가한 결과 단순한 교육 도구였던 초기와 달리 지금은 교사를 대체하는 상황에까지 이르고 있다.

마이크로소프트나 MTV[2] 같은 회사의 마케팅 담당자들은 자기들이 '아이들의 생각을 지배'하고 있다고 공공연히 말한다. TV가 아이들 머릿속을 마음대로 드나들 수 있는 통로로 더할 나위 없이 좋은 도구라는 연구 결과도 있다. 광고건 아이들에게 적절하지 않은 프로그램이건 간에 그 내용이 아이들의 행동에 엄청난 영향력을 발휘할 수 있다고도 한다.

디지털 미디어의 기술발전 속도는 날이 갈수록 빨라지고 있으며, 영유아를 대상으로 제작되는 TV, 컴퓨터 제품들 역시 나날이 정교해지고 있다. 이런 발전의 배경에는 텔레토비 같은 프로그램이 재미도 있으며 '교육적'이기도 하다는 부모들의 확신이 깔려 있는데, 불행히도 그런 주장을 뒷받침해줄 수 있는 분명한 연구 결과는 지금껏 나온 적이 없다.

결론은 하나다. 아이들이 건강하게 잘 자라기 위한 필요조건과 디지털 미디어의 속성은 본질적으로 충돌한다는 것이다. 그 충돌의 피해자는 백이면 백, 아이들과 그들의 어린 시절이다. 학습 장애, 떼쓰기, 반사회적 행동, 식이장애, 불면증, 언어 발달 지체, 뭔지 모를 불만족을 비롯한 갖가지 정서적 문제를 일으키는 원인 역시 이것이다.

디지털 미디어의 영향으로부터 아이들을 지켜내고자 하는 부모들에게 도움이 될 만한 정보도 얼마든지 있다. 이 책의 목적은 디지털 미디어의 유해성에 대한 좋은 자료들을 모아 분석하는 것이며, 이를 토대로 당신의 자녀에게 무엇이 최선인지를 잘 알고 판단하도록 돕는 것이다. 예를 들어 나는 건강한 아동 발달 원칙에 입각해서 7세 이전에는 디지털 미디어의 사용이 적을수록 좋으며, 그 이후에 TV와 컴퓨터를 잘 이용하는 방법에 대해 아이와 이야기해 볼 수 있다고 주장한다. 그 근거와 주장을 잘 살펴볼 수 있고 자녀가 충분히 기기의 혜택을 누릴 수 있는 나이가 되었을 때 그런 것들을 십분 활용하면 된다.

# 디지털 미디어 장사꾼들의
# 거짓말

또 하나 아이를 지키기 위해 우리가 해야 할 일은 무자비한 상업화 흐름에 반대하는 운동을 펼쳐야 한다는 것이다. 많은 부모들이 컴퓨터 게임이나 TV가 아이에게 미칠 영향에 대해, 또 사방에 널린 유해한 상업광고의 영향에 대해 걱정하며 해결법을 찾아 고민하고 있다. 불행히도 대부분의 마케팅 담당자들의 목표는 평생 고객을 만들어 '확보'하는 것이며, 그 목표를 향한 과정에 아이들에 대한 배려는 없다고 해도 과언이 아니다. 폭포처럼 광고를 쏟아 부으면서 동시에 영화, 게임, 비디오, 장난감, 연예인 등과 자기 상품을 결합시키는 방법을 사용한다. 식품 업계가 자사의 청량음료와 과자를 팔기 위해 현재 가장 인기 있는 가수와 배우로 시선을 사로잡고, 손잡이에 건전지를 넣어 사탕에 혀가 닿으면 전원이 켜지면서 빙글빙글 도는 움직이는 장난감 막대사탕을 만들기도 하는 식이다.

하버드 의대의 수장 린(Susan Linn)은 아이를 대상으로 한 공격적 판촉행위가 지난 10년 동안 뚜렷한 성장세를 보이고 있으며, 그 판촉 행위로 인한 유해한 상업광고 환경이 아동 비만이나 제 2형 당뇨 수치의 상승 같은 결과로 나타나 대중 건강을 해치는 것에 직접적인 관계가 있다고 보고했다.

통계로 살펴보자. 미국의 아이들이 TV를 통해 보는 광고는 일 년에 4만 편이 넘는다. 아이들을 대상으로 한 광고에 쓰인 돈은 1992년 62억 달러에서 1999년에는 122억 달러로 증가했다. 수잔 린의 지적에 따르면 유치원생의 비만 위험은 하루 TV 시청 시간이 한 시간 늘어날 때마다 증가한다. 아이 침실에 TV가 있다면 비만이 될 확률은 시청 시간이 한 시간 늘어날 때마다 31%씩 급증한다.[3] 아이들이 광고와 판촉의 홍수 속에서 허우적거리고 있다는 표현은 과한 게 아니라는 얘기다.

마케팅 담당자가 가장 애용하는 무기 중 하나는 '아이들을 떼쓰게 하라!'이다. 뭔가가 갖고 싶다고 막무가내로 부모를 졸라대게 하는 것이다. 특히 크리스마스 직전에 최고치에 이른다. 당연히 이렇게 아이를 앞세우는 판매 전략에 대해 적극적인 반대의사를 표명하는 부모 및 아동 전문가들이 점차 늘어가고 있다. 예를 들어 2002년 9월 뉴욕에서 열린 아동기 상품화에 관한 회담(Summit on the Commercialization of Childhood)에서 하버드 의대 산하 아동에 대한 상업적 이용 근절을 위한 연합(SCEC : Stop Commercial Exploitation of Children Coalition) 소속 앨빈 푸생(Alvin Poussaint)은 아이들을 겨냥한 광고에 대해 다음과 같이 말했다.

"아이들을 향한 공격적인 판매 전략이 급증하고 있습니다. 우리 사회에서 가장 연약한 구성원인 아이들을 향한 마케팅의 공격에 대해 이제는 솔직하게 답을 해야 할 때입니다."[4]

미국 아동 청소년 정신병학회(American Academy of Child and Adolescent Psychiatry) 소속 마이클 브로디(Michael Brody)는 "소아성애자처럼 마케팅 담당자들도 아동 전문가가 되었다."[5]고 말한다.

TV 주도 하에 어린이들을 향해 퍼붓는 상업광고의 융단폭격은 유례를 찾아보기 힘들 정도이다. 상업광고로 점철된 유해한 환경과 최근 급증하고 있는 학습장애, 집중력 문제, 불안, 수면 장애, 식이 장애, 반사회적 행동, 언어장애가 서로 관련이 있다고 생각하는 부모와 교사들이 많아지고 있다. 마이클 브로디의 표현을 빌자면, "놀고 운동하고 상상하는 건강한 어린이를 밀어내고 그 자리에 시청자이자 소비자인 병든 어린이가 들어섰다."

당신과 당신 아이의 경우는 어떤가? 어떤 엄마는 이런 현상들을 스스로 상상의 나래를 펼쳐가며 이야기를 만들기보다는 대량생산된 영화의 이미지를 더 좋아하는 아이로 성장해간다는 의미로 받아들였다. 어떤 꼬마가 엄마에게 해리포터 영화를 좋아하냐고 물었다. 아직 그 영화를 보지 않았고, 어쨌든 자긴 책을 읽고 직접 상상하면서 머릿속에서 그림을 그리는 걸 더 좋아한다고 대답하자 아이는 이렇게 답했다고 한다. "영화를 보는 게 훨씬 좋아요. 그래야 제대로 볼 수 있잖아요. 작가가 전해주려고 하는 그 그림 말이에요. 안 그럼 작가한테 미안한 거예요."

TV와 비디오를 줄였더니 아이의 문제행동도 같이 줄었다고 말한 부모도 있었다. TV와 컴퓨터 게임을 많이 보고 나면 아이들이 유달리 흥분하게 되고, 매사에 징징거리고 불만족스러워 하더라는 것이다. 그런 상태에선 더 재미있게 해 달라, 더 자극적인 것을 달라, 비싼 물건과 과자, 패스트푸드를 더 많이 사달라고 부모를 졸라대기 일쑤였다. 자극적인 프로그램을 보고난 뒤에는 두말할 것도 없었다. 광고가 아이들에게 미치는 가장 큰 영향 중 하나는 삶에서 뭔가가 부족한 듯한, 어딘지 만족스럽지 못한 느낌을 계속해서 갖게 하는 것이다.

잉글랜드의 글로스터셔 주에 사는 나는 네 아이를 키우는 동안 이 아름다운 마을이 우리에게 베풀어준 천혜의 환경에 더없이 감사한다. 이곳은 J.K. 롤링(J.K. Rowling), 데니스 포터(Dennis Potter), J.R.R. 톨킨(J.R.R. Tolkien), 로리 리(Laurie Lee) 같은 작가들에게도 영감의 원천이었다. J.K. 롤링은 포레스트 오브 딘[6]에서 성장했다. 롤링은 야생을 간직한 그 아름다운 숲이 영감의 원천이었다고 회고했다. 톨킨의 〈반지의 제왕〉에 나오는 팡곤 숲(Fanghorn Forest), 나무 인간 엔트(Ents) 그리고 데니스 포터의 작품 〈블루 리멤버드 힐즈blue remembered hills〉도 이 숲의 영감을 받아 창조되었다. 롤링은 어린 시절과 10대를 빠르고 정신없는 미디어 중심의 문화와 격리된 채 보냈다. 심심하고 딱히 할 일이 없었던 덕에 상상력이 자랄 수 있었다. 고요함, 숲속의 산책, 해리 포터의 모델이 되었던 소년들끼리의 장난, 마을에 전해오는 전설, 자유로운 어린 시절, 이 모두가 지금의 롤링을 있게 한 중요한 요소들이었다. 위에 열거한 유명한 작가들 모두 자신의 어린 시절을 그런 식으로 회고했다. 급할 것 하나 없던, 꿈꿀 시간이 풍성했던, 그리고 평생 소중히 간직할 풍요로운 경험으로 가득한 길고 긴 시절이었다고.

이들의 작품에는 영감과 풍성한 영혼의 양식, 심오한 의미가 담겨 있다. 해리 포터 시리즈는 좋은 책이 어린이와 어른 모두에게 사랑받을 수 있음을 보여주었다. 하지만 슬프게도 해리 포터는 '비밀의 방으로 가는 길 찾기' 같은 컴퓨터 게임과 영화로, 패스트푸드나 심지어 코카 콜라에 끼워 파는 상품이 되면서 아이들의 사랑을 돈벌이에 팔아넘겼 다. 하지만 부모인 우리에게는 선택권이 있다. 그 선택에 따라 아이들 의 미디어 접촉을 줄이고, 대중매체의 해로움으로부터 아이들을 지켜 줄 수 있다. 그런 선택은 필연적으로 오늘날의 거대한 상업적, 정치적 시대정신(Zeitgeist)에 맞서 싸워야 함을 의미한다.

# 집 밖은 위험하며,
# 집 안은 더 위험하다

　당신과 당신의 가족은 너무 많은 정보 때문에 정보 과부하라는 현대병을 앓고 있지는 않나? 그로 인해 더 좋아졌는가, 그럭저럭 버티고 있는가, 아니면 정보 과잉에서 오는 피로를 겪고 있는 중인가? 아이패드, 노트북, 닌텐도, 핸드폰 등 미디어 기기들을 집에 두고 휴가를 떠났을 때 푹 쉴 수 있을까?

　하루에 TV, 이메일, 인터넷 서핑, 뉴스, 광고를 얼마나 접하는지 생각해 보자. 수천까지는 아니라도 수백 개는 족히 될 광고 문구를 매일같이 만나며 산다.[7] 당연한 결과겠지만 그에 따른 증상들 또한 기하급수로 늘고 있다. 스트레스, 눈의 피로, 수면 장애, 아동 비만, 카우치 포테이토 증후군[8], 반복사용 긴장성 손상 증후군(RSI : Repetitive Strain Injury), 주의력 결핍 장애(ADD : Attention Deficiency Disorder) 따위의 학습 장애 등이다. CNN 회장이었던 테드 터너(Ted Turner)도 고객 맞춤형 뉴스 프로그램을 새로 선보이는 자리에서 정보 공해(information smog)가 이미 도를 넘어섰다고 말하며 "정보 공해가 사람들을 죽이고 있다."는 극단적인 표현까지 사용했다.

이런 현상은 앞으로 훨씬 더 늘어날 것이다. 정보과학 기술이 날로 발전하면서 미디어 기기들의 가격은 하락하고 접근성은 좋아질 것이기 때문이다. 빌 클린턴 전 미국 대통령과 토니 블레어 영국 수상 같은 정치인들은 모든 아이들의 학교 책상에 컴퓨터가 한 대씩 놓이기를 원한다. 손바닥만 한 비디오 게임기, 무선 인터넷이 내장된 컴퓨터, 동영상과 인터넷 기능을 갖춘 휴대폰, 그리고 수백 개의 채널이 제공되는 디지털 TV가 얼마나 흔해졌는지 생각해 보라. 스크린 문화가 내 아이의 방을 차지하고 자라고 있으며, 그 배후에는 과학기술, 아이들에게 계속해서 미디어 기기를 사 안기는 부모, 집 밖은 위험하다며 불안을 조장하는 미디어가 존재한다.

이젠 '네 방에 가 있어!'라는 부모의 호통을 벌이라 여기지 않는 세상이 되었다! 과거에는 거실에 있는 TV가 가정문화의 중심이었지만 이젠 각자의 침실에서 '개별적으로' 시청하는 문화로 바뀌었고 방마다 따로 마련된 TV와 컴퓨터를 통해 침실을 중심으로 한 스크린 문화가 꽃피고 있다. 영국에서는 4세 미만 아이들 가운데 1/3 이상이(36%)[9], 6-17세 아이들은 70% 이상이 자기 방에 TV와 비디오를 가지고 있으며, 그 중 36%는 컴퓨터까지 가지고 있다. 약 72% 정도의 아이들이 자기 방을 가지고 있으며 68%는 개인 오디오 시스템을, 34%는 TV와 연결된 게임기를, 그리고 21%는 비디오를 가지고 있다.[10]

1999년에 발표된 〈청소년과 뉴 미디어Young People, New Media〉라는 보고서에 따르면, 아이들은 약 2시간 30분의 TV 시청을 포함해서 하루 5시간 이상을 디지털 미디어를 사용하며 보낸다. 조사 대상 아이들 대부분은 독서 시간이 하루 평균 15분이었고, 책은 '지루하고 고리타분하며 짜증나는 것'이라 여기고 있었다. 이 보고서는 6-17세 아이들의 미디어 사용을 40년에 걸쳐 총체적으로 조사한 최초의 보고서로 믿을 만하다. 아이들의 야외활동 시간은 줄고 자기 방에서 보내는 시간이 훨씬 많아졌으며, 여러 가지 심각한 안전 문제와 혹시 생길지 모르는 아동학대, 교통사고에 대한 부모의 걱정이 이를 부추기고 있다. 자기들이 사는 동네가 아이들에게 안전하다고 대답한 부모는 11%밖에 되지 않았다. 런던에서 서로 다른 지역에 사는 세 명의 아이들에게 왜 방에 앉아 TV 화면만 쳐다보고 있냐고 물었더니 이렇게 말했다.

"집 밖은 공포영화예요. 끔찍해요. 전 그냥 제 방에서 TV를 보거나 그림 그리면서 시간을 보내요." (리키 앨런, 10세)

"우리 동네에선 매일 같이 말썽이 생기니까 전 불 끄고 커튼 꼭꼭 닫고 집에만 틀어박혀 있어요. 학교에서 돌아오면 가방 던지고 앉아서 텔레비전을 보죠." (세나브 아데쿤클, 15세)

"제가 TV를 많이 보는 건 달리 할 일이 없기 때문이에요. 엄마가 길에 나가서 자전거를 타면 안 된다고 하시니까 보통은 TV 같은 거 보면서 집에 있어요." (조안 매슨, 14세[11])

부모는 아이들에게 집 안에서 놀라고 말하며 아이가 심심할까봐 방에 TV며 비디오, 컴퓨터, 오디오 시스템을 마련해준다. 밖에 나가 노는 아이들의 안전문제에 대한 부모들의 걱정이 얼마나 근거 있는가에 관해서는 많은 이견이 있으며, 사실 지역에 따라 상황은 천차만별이다. 신문 방송에서는 아동학대와 유괴 사건들을 대서특필하고 있긴 하지만, 실제 발생수치를 보면 20년 전과 크게 다르지 않음을 알 수 있다. 하지만 정작 중요한 사람들의 인식은 크게 바뀌지 않았으며, 신문과 방송은 낯모르는 사람에 대한 경계의식, 공공장소에서의 폭력이나 사고 위험을 지나치게 강조하고 있다.

이 모든 상황이 의미하는 바는 분명하다. 디지털 미디어는 이제 더이상 가족이 함께 하는 문화의 중심이 아니다. 텔레비전은 공동체 문화와 가족, 자연을 밀어내고 그 자리를 차지했으며 사람들은 디지털 미디어가 제공해주는 가상현실 속에서 산다. 디지털 미디어가 '사람들의 마음을 사로잡는' 일에 탁월한 능력을 가지고 있음을 인식하기 시작하면서, 텔레비전과 인터넷 시장에서 상업적 우위를 차지하기 위한 기업들 간의 치열한 몸싸움이 벌어지고 있다. 마이크로소프트 사의 교육담당 총지배인인 리즈 킹(Liz King)의 발언을 보면 그들의 상업적 의도가 분명히 드러난다. "교육은 우리에게 있어 전략적인 시장입니다. 우리는 우리 제품을 구매할 다음 세대의 일꾼들을 교육하고 있습니다."[12]

이런 세태의 또 다른 의미는 아이들이 부모와 가족 문화로부터 떨어져 나가는 연령이 갈수록 어려지고 있다는 것이다. 게다가 아이들은 현대 기계문명 사회가 지향하는 병들고 왜곡된 기준, 즉 아이들이 안전하게 뛰어놀 수 있는 공간에 대한 배려보다 자동차를 위한 시설이 우선되는 결과에 적응하며 살아야 한다. 디지털 미디어는 자연과 가족, 이

웃을 만나는 진짜 경험을 빼앗아가는 대신 인공적으로 만들어진 가상 경험을 제공한다. 먹고 살기 바쁜 부모들이 맞벌이를 하거나 집안일을 하느라 종종걸음을 치는 동안, TV는 편리한 전자 베이비시터로서 아이들이 말썽부리지 않고 조용히 있게 해준다.

이 새로운 문화에 지배당하는 것은 비단 아이들만이 아니다. 부모들 역시 직장과 가정에서 많은 디지털 미디어를 만나고 있으며, 그에 대처해야 하는 과제에 직면하고 있다. 1970년 북미와 영국의 가정 중 99.5% 가 텔레비전을 가지고 있었으며, 최소한 95%의 사람들이 매일 조금씩이라도 TV를 시청했고, 평균적인 미국 가정에서는 하루 약 8시간 동안 TV를 켜놓고 살았다. 보통의 성인들은 하루에 4시간 30분, 12세 미만 아이들은 3시간씩 시청했다. 지난 30년 동안 TV 시청률은 조금씩 감소했다. 이런 추세는 1990년대 중반부터 비디오와 케이블 TV, 인터넷이 보편화되면서 더 뚜렷해졌다. 세계적인 마케팅 리서치 전문기관인 A.C. 닐슨 사는 보통 미국인들은 하루에 3시간 46분씩, 일 년이면 총 52일을 시청한다고 추산했다. 65세가 되면 TV 앞에서 보낸 시간이 거의 9년에 육박하게 된다. 약 40%의 가정이 3대 이상의 텔레비전을 가지고 있으며, 하루에 6백만 개의 비디오가 대여되고 있다.

평균적인 2–11세 아이들의 TV 시청시간은 1,197분이지만, 부모가 아이들과 의미 있는 대화를 나누는 시간은 38.5분에 불과했다. 이는 TV 앞에서 보내는 시간의 30분의 1도 안 되는 수준이다. 쉽게 말하면 부모와 의미 있는 대화를 1분간 했다면 31분 동안 TV를 본다는 것이다. 5–17세 아이들 중 약 52%는 자기 방에 TV를 가지고 있으며 2–5 세 아이들 중 25%도 그렇다. 18세까지 이들이 보게 되는 폭력행위는

20만 건, 살인은 1만 6천 건에 달한다.[13] 우리를 몹시 심란하게 만드는 통계수치는 이 뿐만이 아니다. '보통 아이'가 일 년에 보는 광고 수는 무려 3만 건에 이른다고 하며, 이 수치 속에는 토요일 아침 만화시간에 나오는 수많은 패스트푸드 광고도 포함되어 있다.[14]

화성에서 온 외계인이 전 세계를 장악한 우리의 스크린 문화를 본다면 분명 적잖이 놀랄 것이다. 화성인이 기지로 돌아가서 보고하는 장면을 상상한 제리 맨더(Jerry Mander)의 글을 읽다 보면 정신이 번쩍 난다.

"모든 사람이 동시에 같은 영상을 보고 있었습니다. 심지어 학교에서도 보고 있었습니다. 이건 아마도 일종의 집단 세뇌 또는 최면을 위한 도구인 듯합니다. 가치관과 문화를 획일화시키는 중인 듯했고, 사람들은 자기들이 본 이미지와 똑같이 행동하기 시작했습니다. 이런 일은 지구 전체에서 진행되고 있습니다. 지구 행성과 교류하지 않는 편이 좋겠습니다. 자기 정신에 대한 통제력을 잃은 존재들 같습니다."[15]

다행히 우리 삶을 파고드는 디지털 미디어 과잉현상에 맞서 싸우려는 사람들도 많아지고 있다. TV와 컴퓨터는 분명히 쓸모 있고 많은 즐거움을 주는 것이 사실이지만 아주 따분한, 해리 포터 식으로 말하자면 '마법사보다는 머글[16]을 위한 미디어'이기도 하다.

지나친 TV 시청에 경각심을 일깨우고자 조직된 미국의 비영리 단체인 'TV 없는 미국(TV-Free America)'은 매년 4월 말이면 TV 끄기 주간 운동을 펼치고 그 기간 동안 가정과 학교에서는 TV를 켜지 않고 생활한다. 가수 마돈나는 어린 딸에 관해 이야기하면서 이런 말을 했다.

"TV는 독이에요. 부모가 책을 읽어주거나 이야기를 나누거나 다른 사람과 접촉할 기회를 만들어주는 대신 TV 앞에 턱하니 앉혀 놓는 건 정말 잘못된 일인데, 그 말도 안 되는 일이 지금 아주 많은 아이들에게 일어나고 있어요."

# 당장 급한
# 부모들을 위한 가이드

디지털 미디어에 종속된 현대 문명의 현주소를 보여주는 데이터들을 보면 심란해지는 것이 사실이지만, 이 자료들을 제시하는 이유는 예측 가능한 미래를 위해서다. 이 책의 주된 목적은 TV와 컴퓨터에 대한 최고의 대처방법을 알아보고자 하는 것이며, 이를 통해 TV와 컴퓨터가 우리의 가정생활을 건강하지 않은 방식으로 지배하고 왜곡시키지 못하게 하는 것이다. 부모들은 이를 기회로 삼아 가족의 삶을 해방시키고 훨씬 즐겁고 충만한 시간을 함께 만들어갈 수 있을 것이다. 이제 아이와 함께 했던 즐거운 추억을 잠자리에서 이야기를 들려주거나 함께 수영하던 것들로 채워가 보자. 함께 TV를 보던 것이 아니라!

이 책에서 제기하는 주요한 질문은 다음과 같다. 이는 내 아이에게 좋은 방법을 우리 스스로 충분히 알아보고 결정할 수 있게 하기 위해서이다.

- 아이의 TV 시청 습관과 디지털 미디어를 사용하는 모습에서 당신

은 무엇을 보았는가?

- 건강하고 행복하며 자신감 있는 아이는 어떻게 만들어지는가? 아이가 쫓기고 스트레스 받기를 원하는가 아니면 진정한 어린 시절을 누리기를 원하는가?
- TV 시청은 아이에게 어떤 영향을 주는가? TV의 영향에 대한 연구 결과에는 어떤 것이 있는가?
- 아이들이 컴퓨터를 사용할 때 생길 수 있는 위험에는 어떤 것이 있는가?
- 컴퓨터와 TV 문제를 가족이 함께 잘 풀어갈 수 있는 방법은 무엇인가?
- 창의적이고 즐겁고, 풍요로운 삶을 가족이 함께 만들어갈 방법은 무엇인가?
- 아이와 가정이 디지털 미디어 문제를 잘 해결하도록 학교가 도와줄 수 있는 방법엔 무엇이 있는가?
- '아이 하나를 키우기 위해선 마을 전체가 나서야 한다.' 지역사회가 디지털 미디어 문제를 건설적으로 해결해나갈 방법은 무엇인가?
- 아이들에게 밀려오는 상업주의에 맞서기 위해 무엇을 할 수 있는가?
- 도움이 될 만한 자료와 연락처에는 어떤 것이 있는가?

이 책은 필요할 때, 원하는 주제에 관해 찾아보기 위한 책이다. 전체적으로 쭉 훑어보고 자신과 아이들에게 최선의 방법이 뭔지 생각해 본 다음 천천히 읽어 보는 사람도 있을 것이다. 아이의 미디어 사용을 제한하고 싶어 하는 본인의 직관과 느낌을 뒷받침해줄 자료를 찾으려는 독자도 있을 것이다.

이미 디지털 미디어에 대해 어떤 식으로든 나름의 원칙을 갖고 있는 독자들도 있을 것이다. 그 문제에 대해 본인과 배우자, 아이들 모두를 위한 건설적인 방법을 찾는 중일 수도 있다. 그런 경우에는 TV와 컴퓨터에 대한 건설적인 대처방안을 다루고 있는 9장과 10장이 가장 유용할 것이다.

아이가 아직 어리다면 부모들은 앞으로 일어날 일들, 특히 아이의 전반적인 발달 측면에서 살펴보고 싶어 할 것이다. 이 책을 이용해서 다른 가정을 만나고 자녀의 학교에 건설적인 정책이 도입되게 하려는 부모도 있을 것이다. 컴퓨터, TV 등 정보화 기기를 사는 데 쓰였던 재정을 교사를 더 채용하는 쪽으로 돌릴 수도 있지 않을까!

슈타이너의 발도르프 학교처럼 아이들의 육체와 영혼, 정신적 측면까지 포함한 온전한 성장 발달을 생각하는 학교라면 이 책을 이용해 컴퓨터와 텔레비전이 각 가정의 생활과 문화 전반에 미치는 영향에 대해 토론하면서 디지털 미디어 사용에 대한 학교의 지침을 보완할 수도 있다.

Set Free Childhood

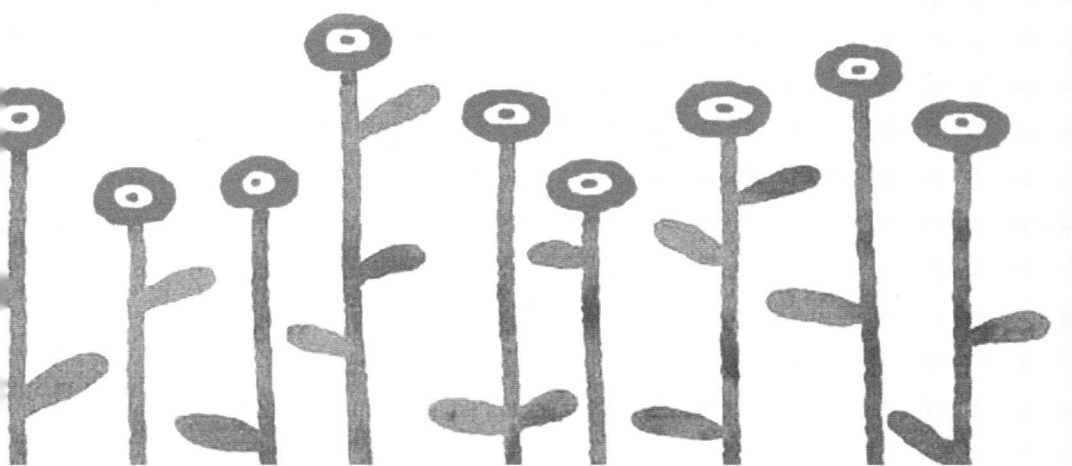

Chapter 2

# 내 아이,
# 지금 괜찮을까?

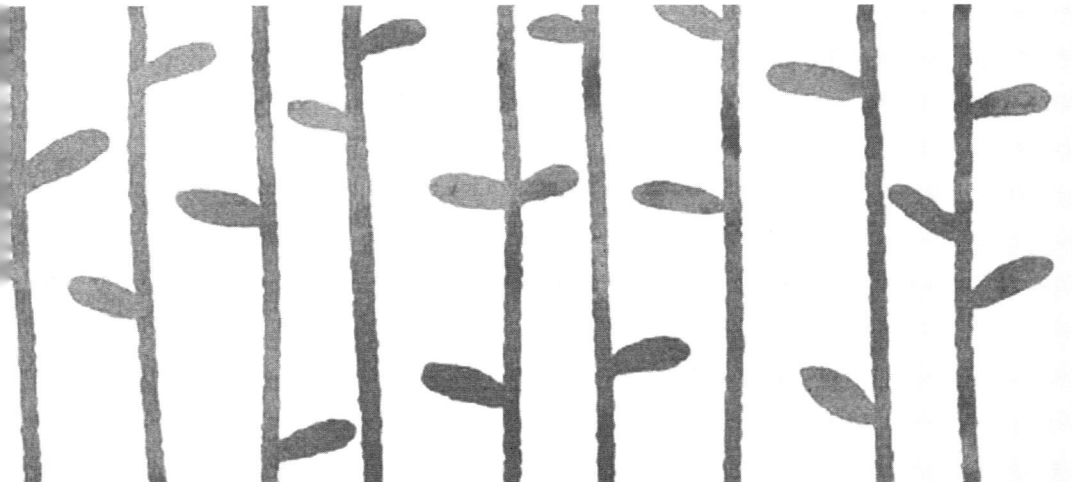

# "이 집에선
뭘 봐요?"

아이들이 어렸을 때 우리 집은 놀러오는 아이들로 항상 북적였다. 길 건너에 살던 10살짜리 여자 아이는 처음 우리 집에 왔을 때 안절부절 가만히 있지를 못했다. 찬장이며 계단 밑, 놀이 집을 비롯해 집 안 구석구석을 어찌나 꼼꼼히 살피고 다니는지 무슨 보물찾기라도 하는가 싶었다. 영문을 모르고 있었는데 아이가 다가와선 "아저씨 네는 뭘 보세요?"라고 물었다. 아무리 찾아봐도 TV가 없는 것이 그 아이에게는 정말 이상했던 것이다!

아이의 질문은 예리했다. 사람들이 주로 하는 일은 뭔가를 보는 것이다. 가장 핵심적이면서도 놓치기 쉬운 지점은 아이들이 '무엇을 보느냐'보다, '본다는 행위와 과정 그 자체'가 가진 의미이다. 프로그램 내용과 상관없이 TV 시청 그 자체만으로도 아이들은 영향을 받는데, 이렇게 말하는 이유는 TV 시청이 놀기, 책 읽기, 대화하기 같은 활동을 대체하기 때문이다. 이로 인해 발생할 수 있는 수많은 결과 중에는 언어 발달 지체, 신경과민, 스트레스, 두통, 악몽, 눈의 피로, 과잉행동,

학습장애, 집중력 저하 등이 있다. 이런 문제에 관해서는 4장과 5장에서 상세히 다룰 것이다.

부모들이 주로 관심을 기울이는 지점은 총 시청시간이나 TV 시청 그 자체로 인한 영향보다는 프로그램에 담긴 내용이 미칠 영향이다. 일반적으로 부모들은 폭력이나 욕설, 유해한 광고나 '나쁜 놈들을 혼내주는 영웅의 폭력은 괜찮다.'처럼 프로그램이 은연중에 퍼뜨리는 가치기준에 대해 걱정한다.

우선 직접 실험해 보기를 권한다. 아이가 TV를 보거나, 컴퓨터를 사용하거나, 컴퓨터 게임을 하며 노는 모습을 그냥 가능한 객관적으로 관찰해 보라. 몇 분만 지나면 아이의 눈이 풀리고 초점이 없어지며, 입은 헤벌어지고 몸이 축 늘어지는 모습을 보게 될 것이다. 텔레비전의 최면 효과는 신속하게 발휘된다. 인터랙티브 게임을 할 때는 어떻게 달라질까?

# 아이가 텔레비전 보는
# 모습 관찰하기

한 엄마는 친구의 2살짜리 아기가 TV 보는 모습을 이렇게 묘사했다.

"뭘 알고 보는 게 아니라 흐리멍덩한 표정으로 그냥 앉아 있는 거였어
요. 최면에라도 걸린 것 같아요. 내용이 뭔지도 모르면서 뭔가 움직이니까
깜빡거리는 움직임에 홀딱 빠져서 보고 있었어요. 엄마를 자꾸 귀찮게 하
니까 그러지 못하게 TV 앞에 앉혀 놓았지요. TV를 보고 난 아이는 과잉행
동을 보였고 밤에 수도 없이 잠을 깼어요."

한 엄마는 4살과 7살 아이들이 텔레비전 보는 모습을 보고 이렇게
말했다.

"별로 재미있어 하는 것 같지 않았어요. 그냥 눈으로 화면만 보고 있었
어요. 한쪽에서만 떠드는 일방적인 의사소통이랄까 프로그램 내용에 전혀
흥미가 없으면서도 화면에서 눈을 떼지 못했어요. 프로그램이 중간에 끊

40

기면 아주 신경질적으로 짜증을 내더군요. 잠자리에 들기 전에 TV를 보면 편안히 잠들지 못했어요."

"피터는 가만 내버려두면 더 이상 볼 게 없을 때까지 TV를 봐요."라고 말한 엄마의 관찰 내용이다.

"아이들은 마음이 열려 있고 온갖 종류의 감각 자극에 민감하게 반응하잖아요. 아이는 유행이나 쿵후 동작 같은 것을 쉽게 받아들이고 따라했어요. TV를 좀 오래 봤다 싶은 날엔 저녁 내내 멍청한 얼굴로 다녔지요. 빨갛고 퀭하게 푹 꺼진 눈으로 말이에요. 보고 싶은 걸 못 본다거나 다른 식구들이 하고 싶은 것과 부딪치는 날엔 소리를 지르며 날뛰었어요. TV가 부르기라도 하는 것처럼 끊임없이 그쪽으로 가려고 해요."

부모들이 TV를 보는 자녀를 묘사하는 과정에서 자주 사용했던 표현들은 '좀비 같다, 수동적이다, 마비되었다, 최면에 걸렸다, 푹 빠져 있긴 한데 흥미를 보이진 않는다, 반응이 없다, 홀렸다' 같은 것들이다. 부모와 함께 짧은 프로그램을 보는 경우는 예외였다. 지금 보고 있는 내용에 대해 질문하고 대화를 나누면서 간섭이 많이 일어나기 때문이다. 하지만 그런 경우조차도 아이들이 얼마나 쉽게 'TV 혼수상태'에 빠져드는지 관찰할 수 있다.

어떤 부모들은 TV를 본 뒤에 날카로움과 신경질적인 예민함, 넘어지고 깨뜨리는 실수, 억눌린 에너지의 폭발 같은 모습이 자주 나타나는 것을 보며 TV를 보는 것이 정말 휴식인가 질문하기도 했다. 어떤 엄마는 8살짜리 아들의 시청 습관에 대해 이렇게 말했다.

"겨울에 학교에서 돌아오면 좀 쉰다고 텔레비전을 켜요. 소파에 웅크리
고는 꼼짝도 않고 조용히 앉아 있지요. 어린이 프로가 끝나면 벌떡 일어나
문 밖으로 뛰어나간답니다. 그러고는 자전거를 타고 마당을 마구 휘젓고
다니죠."

부모들은 아이들이 TV 앞에 앉아서 시청하는 동안은 '긴장이 풀리
고, 조용해지며, 마음이 진정되고, 편안해지는' 것 같다고 말했다. 하지
만 그 뒤에는 '안절부절 못하고, 불안해하며, 과격해지고, 정신없는 꿈
을 꾸다가 갑자기 깼을 때처럼 손발이 따로 놀더라고' 했다. 이는 몽환
같은 TV 시청 의식 상태로부터 깨어나 다시 제정신을 차리는, 일종의
최면 풀림 과정이라고도 말할 수 있다.

텔레비전 시청 모습을 관찰한 많은 부모들은 아이들이 '순식간에'
좀비 같은 상태로 바뀌는 것을 보고 적잖이 충격을 받는다. TV를 보는
아이들이 얼마나 무방비로 열려 있고 감수성이 예민한 상태인지, 그러
면서도 얼마나 수동적인지, 그리고 그런 모습이 TV를 보지 않을 때와
얼마나 다른지를 깨닫는 것이다. 반면 놀이를 하거나 책을 읽을 때는
아이들의 상상력과 사고가 움직이며 활발하고 열정적으로 세상과 교
류하는 것이 눈에 보일 정도로 뚜렷해진다. 네다섯 살 아이에게 이야기
를 들려주면 어찌나 열심히 듣는지 혹시라도 작은 부분을 빠뜨리고 넘
어가면 놓치지 않고 말해줄 정도다! 병원에서 놀이치료사로 일하는 사
람이 병원 놀이방에서 놀던 4살짜리 환자 이야기를 해준 적이 있다. 아

이 엄마가 TV에서 플레이스쿨(놀이방)이라는 프로를 한다고 부르자 아이가 큰소리로 대답했다. "엄마, 이게 진짜 놀이방이에요!"

TV 시청을 할 때나 컴퓨터 게임에 정신이 팔렸을 때 아이가 어떤 모습이 되는지를 직접 관찰하고 나면 어떤 부모들은 자기 눈을 믿고 싶지 않을 만큼 놀라기도 한다. 그런 경우 아이가 7세 미만인 경우라면 시청을 아예 금지하거나 부모와 함께 특별한 프로그램 몇 개만 보게 하기도 한다. 5살짜리 아이가 TV 보는 모습을 며칠 동안 지켜본 어떤 아버지는 프로그램 내용에도 놀라고 그걸 보는 아이의 모습에도 크게 당황했다. 그 가족은 TV를 아예 보지 않기로 결정했다. 그는 특히 뉴스가 얼마나 폭력적이고 아이에게 두려움을 주는지 알게 되었다. 어린 아이들은 뉴스를 보고 정말 큰 충격을 받는다. 2001년 9월 11일, 대형 여객기가 뉴욕 세계무역 센터와 충돌하던 장면을 잊지 못해 많은 아이들이 계속해서 악몽에 시달렸다. 어떤 할머니는 2살짜리 손자가 TV 보는 모습을 관찰하고 이렇게 말했다.

"영웅이 차를 몰고 오다가 후진을 했는데 뒤가 절벽이었던 거예요. 뒷바퀴는 반쯤 허공에 있고 차는 위태롭게 매달려 있었지요. 주인공은 전혀 당황하지 않고 아내를 보며 이렇게 말하더군요. '베티, 놀라지 말고 가만히 앉아 있어요.' 손자 녀석은 커다란 쿠션에 얼굴을 묻고 울면서 소리를 질렀어요. '이제 차 그만! 차 그만!' 곧바로 TV를 껐는데도 '차 그만!'을 멈추지 않았어요. 다음 날 아침, 손자가 장난감 자동차를 가지고 나한테 오더니 식탁 가장자리에 차를 떨어질락 말락하게 놓고서는 '이렇게, 할머니, 이렇게 됐어요.' 이러는 거예요."

할머니는 손자가 밤에 잠까지 설치는 것을 보고 아이에게 TV가 좋지 않은 것 같다는 생각을 아이의 부모에게 전했다. 그 뒤에도 텔레비전에서 본 것이 '진짜가 아니고 그런 척하는' 것임을 이해시키기 위해 아주 오랫동안 참을성 있는 대화를 나누어야 했다. 큰 아이들은 TV에서 보여주는 무시무시한 사건들을 큰 동요 없이 볼 수도 있겠지만, 당신 아이가 그런 식으로 무감각해지기를 원하지는 않을 것이다.

제리 맨더(Jerry Mander)는 잘나가는 미국의 광고 전문가였다. 그는 TV가 사람들의 구매 행태에 직접적인 영향을 줄 만큼 강력한 인상을 사람들의 머릿속에 심을 수 있는 매체라는 사실을 깨달았다. 그 후 그는 〈텔레비전 제거를 위한 네 가지 주장Four Arguments for the Elimination of Television〉 등 텔레비전과 기계문명에 대한 여러 편의 유명한 비평문을 써왔다. 또 대안적 문화비평 잡지인 〈애드버스터Adbusters〉를 창간하기도 했다. 그가 이 길에 발을 내딛게 된 계기는 어느 날 자기 아이들이 노는 모습을 관찰하면서였다.

"아이들이 텔레비전 보는 모습을 가만히 보다가 깜짝 놀라고 말았습니다. 얼굴에서 생기가 사라지고 시선은 공허해졌는데 그 위로 TV 화면의 푸르스름한 빛이 이리저리 반사되는 모습이 꼭 좀비 같았기 때문입니다. 그런데 어느 날 온 식구가 산으로 나들이를 나갔다가 그보다 훨씬 더 무서운 사실을 자각하게 되었습니다.

저는 풀밭 위에 자리를 깔고 누워있었고 아이들은 저편에서 놀고 있었습니다. 바위 사이를 이리저리 뛰어다니면서 큰 소리로 무슨 이야기를 주고받더군요. 그 모습을 흐뭇하게 바라보다가 어느 순간 아이들이 하는 놀이가 다름 아닌 TV 드라마 스타 트랙(Star Trek)의 재현임을 깨달았습니다. 한 녀석은 커크 선장, 다른 녀석은 스팍이었고 아이들은 드라마에 나왔던 대사를 그대로 따라하고 있었습니다. 주위엔 아름다운 산이 펼쳐져 있고 햇살은 화사하고 꽃도 만발해 있고 산들바람도 살랑살랑 불고 있었지만, 아이들은 TV 드라마에만 정신이 팔려 있었습니다. 몸은 그곳에 있는 것 같았지만, 실상 눈에 보이는 건 드라마 이미지밖에 없었던 겁니다. 우리가 지하철 안에 있든 거실에 있든 아무런 상관이 없었을 겁니다.

지금은 분명히 확신하고 있지만 그때만 해도 누군가의 머릿속에 다른 모든 경험을 압도하는 강력한 이미지를 심는 것이, 현실에서 멀어지게 하는 일종의 이질화 훈련이라는 것을 깨닫지는 못했습니다. 그렇게 외부에서 주입된 이미지들이 누군가를 자연으로부터 분리시킬 수 있다는 것, 그리고 제가 그 과정에서 직접적인 역할을 했다는 생각에 아주 마음이 불편했습니다."[1]

아이들이 텔레비전 보는 모습을 찬찬히 관찰하고, '이 활동이 내 아이에게 얼마나 건강한가?'를 자문하는 행위는 이렇게 충격적이고도 극적인 깨달음을 낳기도 한다. 많은 부모들은 그런 경험이 삶의 전환점이 되었으며, 그때 이후로 아이에게 무엇이 정말 좋은가를 판단할 때 자신의 본능적인 상식을 신뢰하게 되었다고 말한다.

또 다른 연습은 아이가 휴대용 비디오 게임기를 가지고 놀거나 컴퓨터를 하는 모습을 관찰하는 것이다. 아이가 어떻게 되는지 직접 확인하고, 그 관찰한 내용을 배우자나 친구들과 공유해 보라. 디지털 미디어에 대한 당신 자신의 관계는 어떠한가에 대한 질문도 괜찮다.

# 아이가 보는 TV 프로그램 중 무엇이 괜찮은지 어떻게 알지?

❶ **TV 뉴스**   뉴스에는 대단히 폭력적인 내용이 담기는 경우가 많고, 시청률 전쟁에서 승리하기 위해 점점 더 정보 전달 오락 프로그램화 되고 있다. 세상을 바라보는 관점이 지극히 편파적이며 비현실적인 경우가 많고, 시간적인 한계 때문에 라디오 뉴스나 신문에 비해 그 내용이 빈약하다. 결론적으로 11, 12세 이하 아이들에게는 바람직하지 않다. 아이들의 반응이 궁금하다면 함께 시청해 보라.

❷ **언어**   자녀가 보는 프로그램을 영상 없이 소리만 들어보라. 어어! 으악! 꾸웩! 아이가 배웠으면 하는 언어인가? 표현의 풍부함에 대해서는 어떻게 평가하는가? 아이가 이렇게 말하기를 원하는가?

❸ **광고**   만화 시간 앞뒤로는 아이들을 겨냥한 패스트푸드와 음료수 광고가 넘쳐난다. 축구 경기 같은 많은 프로그램에 간접광고가 포함되어 있고, 이는 BBC나 PSB 같은 방송국도 마찬가지다. 포뮬러원 자동차 경주에 나오는 자동차와 운전자들은 움직이는 광고판이나 다름없다. 장난감 회사들이 자기네 장난감과 다양한 캐릭터

상품들을 팔 목적으로 프로그램을 제작한다. BBC 같은 공영방송국조차도 텔레토비 같은 어린이 프로를 방영하는 한편에선 인형, 티셔츠, 액세서리 따위를 팔고 있는 것이다.

❹ **사회성** 사람들은 문제를 어떤 식으로 해결하는가? 대화나 토론을 통해? 제일 힘세고 '좋은 사람'이 승리하는 식으로? 복수를 하고 앙갚음을 해도 좋은가? 아니면 문제 해결을 위한 다른 대안이 제시되고 있는가? 전달하고자 하는 가치가 무엇인가?

❺ **이해 수준** 스크린에서 본 것 때문에 혼란스러워 하는 아이들이 많다. 나이에 적당하지 않기 때문일 수도 있다. 일례로 한 연구 결과를 보면 4살 아이들에게 TV로 동화를 보여주자 재미있게 보긴 했지만 이해하거나 기억하지는 못했다고 한다. 아이들은 부모의 도움이 필요하다. TV를 끄게 할 수도 있고, 보고 있는 내용에 대해 이야기를 나눌 수도 있고, 아이의 이해 수준에 맞는 프로그램을 선택해줄 수도 있다.

❻ **아이와 함께 시청해 보라** 그리고 그것이 마음에 드는지 스스로에게 질문하라. 다른 대안 활동을 아이에게 제안하고 아이가 TV 전원을 끌 수 있도록 도와주라.

# 연출기법 테스트(TET)로
# 알아보는 TV의 실체

선禪 TV 실험(Zen TV experiment)을 고안한 사람은 버나드 맥그래인(Bernard McGrane) 교수이다. 이 실험의 목적은 아무 생각 없이 TV를 그냥 보는 게 아니라 제대로 봐야 한다는 것을 알려주기 위해서이다. 제대로 보기 위한 첫 단계로 세상을 멈춰 세우라고 제안한다. 수동적으로 보지 말고 깨어 있는 정신과 명확한 사고를 갖고 의식적으로 TV를 시청해 보라. 보통 TV를 시청할 때는 그 속에 몰입해서 TV 시청이라는 행위를 관찰하고 느끼지 못한다. 버나드 맥그래인은 "TV를 시청할 때 우리는 사건의 세세한 부분까지 신경 쓰지 않는다. 아니, 아예 주의 자체를 기울이지 않는다."[2]고 말했다.

## 연출기법 테스트(TET : Technical Events Test)

TV 프로그램 제작자들은 시청자들의 관심을 붙잡기 위해 다양한 연출 기술을 구사한다. 화면에서는 아무 말 없는 인물의 마음을 말해주는 기법인 보이스 오버(voice-over)도 있고, 화면을 축소하거나 확대하는 줌인, 줌아웃도 있다. 분위기에 따라 배경음악을 바꾸고, 화면을 편집하고, 두 개의 이미지를 겹쳐서 하나로 만드는 이중 인화 기법이나 시선 바꾸기 등 다양하다. '순수한 TV'는 사건을 있는 그대로 기록하는 웹캠[3]이나 도로에 설치된 폐쇄회로 텔레비전(CCTV) 같은 것들이다. 순수한 TV가 아닌 모든 것에는 연출기술이 들어가며, 이는 프로그램 제작과정에 당연히 포함되는 기술이다. 내용은 신경 쓰지 말고 이 연출기법이 몇 개나 있는지만 세어 보라.

학생들과 함께 30초짜리 자동차 광고를 가지고 이 연출기법 테스트(TET)를 해 보았다. 우리가 세어본 결과 아주 공들여 만든 30초짜리 짧은 영상 속에는 무려 130건이나 되는 연출기술이 들어 있었다. 그 영상을 수없이 반복해서 보는 과정에서 우리는 지루함, 분노, "선생님은 왜 우리에게 이렇게 무모한 실험을 시키는 거죠?" 등의 짜증 같은 온갖 감정을 겪다가 마침내 이 30초짜리 TV용 보석을 깎고 다듬어 광채를 내기 위해 대체 얼마나 많은 돈과 기술이 투입되었는가에 관심을 갖지 않을 수 없었다. 이렇게 만든 광고가 쉽게 우리 눈길을 사로잡고 쥐락펴락할 수 있는 건 당연한 일이다!

당신도 직접 이 실험을 해 볼 수 있다.

1. 아무 TV 프로그램이나 틀어서 소리를 끈 채 10분 동안 연출기법 횟수를 세면서 보라.
2. 아무 뉴스나 틀어서 10분 동안 소리를 끄고 보라.
3. 똑같이 횟수를 세어 보되, 이번에는 화면은 보지 말고 소리만 들어 보라.

4. 전원을 켜지 않은 상태로 10분 동안 텔레비전을 쳐다보라!

꼭 직접 실험을 해봐야 한다. 그래야 맥그래인 교수가 발견한 것을 당신 것과 비교해 볼 수 있다. 맥그래인이 발견한 것은 다음과 같다.

1. 학생들은 화를 냈고 실험을 거부했다. 그들은 "이 실험의 의미가 뭐냐?"고 물었고, "30분이란 시간을 낭비했다."고 말했다. 하지만 마지막 네 번째 실험을 하고 나서 학생들은 지금껏 살아오면서 엄청나게 많은 시간을 TV 앞에서 허비했음을 인정했다. 그런데 왜 소리를 켜지 않은 채로 10분 동안 볼 때 화가 났을까?

2. 'TV를 켜는 동시에 당신은 세상을 끈다.' 텔레비전에 나오는 모든 것은 어쩌면 그렇게도 사실적이고 가까이에 있는 듯 보일까? 연출기술은 우리 눈을 속여 자연스럽고 진짜인 것처럼, 연출된 게 아닌 것처럼 보이게 한다. 하지만 TET 실험을 해 보면 우리가 TV를 통해 경험하는 것이 얼마나 조작되었는지를 깨닫고 충격을 받게 된다. 연출기술에 집중하다 보면 이야기 전개를 따라갈 수가 없다. 그냥 보든지 아니면 연출기술을 세든지 둘 중 하나밖에 할 수 없다. 짧게 토막 난 장면들이 '속사포'처럼 쏟아져 들어온다. 우리는 그 조각들을 연결하고 종합하고, 크고 작은 빈칸을 채우면서 통합시키고 의미를 이어 붙여야 한다.

"통합시키기 위해 적극적으로 활동하는 우리의 사고행위, 우리의 노동은 의자에 편히 앉아 긴장을 풀고 몰입해 있는 동안에도 계속 진행된다.

카메라 앵글, 장면, 사람, 음악처럼 산발적으로 흩어진 수많은 현상들을 빠른 속도로 통합시키는 행위가 공허하고 수동적인 몰입의 상태 속에서 이루어진다. 우리가 알지 못하는 사이에 우리의 사고는 전력을 다해 움직이고 있는 것이다."

제리 맨더는 좀 더 신랄한 어조로 말한다.

"텔레비전이 머리를 쉬게 한다고 말하는 것이 옳으냐 아니냐 하는 문제의 핵심은 바로 스스로 만든 이미지와 주입된 이미지의 차이에 있다. 쉰다는 말 속에는 재생의 의미가 내포되어 있다. 전력 질주 후에는 휴식을 취한다. 쉬는 동안 근육은 우선 편안함을 경험하고 그 후 새로운 산소가 근육 속으로 들어오면서 재생을 경험한다. TV를 시청하는 동안 당신의 사고는, 아쉽게도 '텅 빈 상태'라고 할 수 없다. 이미지들이 쏟아져 들어오는 바람에 당신의 사고는 조용하지도, 차분하지도, 텅 비어 있지도 않다. 어쩌면 죽은, 좀비화된 상태에 더 가까울 것이다. 다른 것에 의해 점령된 상태이며, 그 상태에서는 어떤 재생도 일어날 수 없다."[4]

3. 이리저리 날뛰고, 변덕스럽고도 산만하며 잔뜩 흥분한 원숭이 같은 정신상태가 유도된다. TET 실험은 어떻게 해서 TV가 우리의 주의집중 시간을 짧게 만드는지, 일상생활이 지루해 보이게 되는지, 생각이 제멋대로 널뛰게 되는지를 적나라하게 보여준다. 신경생리학자들이 텔레비전을 '주의력 결핍 상태를 위한 훈련 센터'라고 부르기도 한다는 것은 놀라운 일이 아니다. TV는 호흡이 짧

고 순간적인 매체이며 찰나를 위해 존재한다. 그리고 그것은 시청률을 위해 시청자들을 TV 앞에 붙들기 위해 사력을 다해 애쓴다. 선禪 수행에서 '원숭이 마음'이라고 부르는 초점 없이 산만하며 난잡하게 흩어진, 그러면서도 흐리멍덩한 상태가 되는 것이다. 맥그래인은 이렇게 주장한다.

"주의집중 시간이 짧아지고 산만해지기는 쉽다. 반면 주의집중 시간을 늘리고 집중력을 강화하기란, 정신을 침착하고 고요하고 차분하게 만들기란 정말 쉽지 않다. TV의 기능은 선禪 수행에서 '원숭이 마음'이라고 부르는 상태를 조장하고 유지하며 계속 강화하는 것이다."[5]

4. 뉴스는 기사를 흥미 위주로 다룬다. 보여주는 화제가 되는 사건들이란 대부분 비정상적인 일, 재난이나 전쟁, 살인, 사기 등이며, 보통 사람들의 삶에 의미 있는 일상적인 사건들은 그 속에 '오락적인' 코믹한 반전이 없는 한 다루지 않는다. 반면 연출기술의 사용빈도는 훨씬 적다. 뉴스는 다른 프로그램들에 비해 사실적으로 보여야 하기 때문이다. 오락 프로처럼 사건을 보도하고, 우리는 뉴스에 굶주린 사람들이 되어 가장 따끈한 뉴스를 약속하는 CNN이나 BBC의 24시간 뉴스 서비스를 탐닉한다. TV 뉴스에서 전해주는 것은 '사실'처럼 보이지만 실제로는 허상에 불과한 경우가 많다. 아프가니스탄에서 정말 무슨 일이 일어나고 있는지 우리는 모른다. 우리에게 전달되는 것은 주도면밀하게 선택된 사안에 대한 짧은 영상, 앞뒤 자르고 편집된 소리가 전부다. 이렇게

TV는 비누거품 같은 거짓이 되고, 세상은 TV가 된다. 진정 백문이 불여일견일진데!

1999년 저녁마다 우리는 안방에 앉아 나토(NATO)가 코소보와 세르비아에 폭격을 퍼붓는 장면을 보았다. 하지만 시간이 지나면서 진실은 한 방울씩 새어나왔다. 그 작전에서 실제로 파괴된 것은 고작 세르비아 탱크 17대에 불과했다.

# TV를 볼 때
# 우리에게 일어나는 일

TET(연출기법 테스트)를 하고 난 뒤 얼마동안 그냥 가만히 텔레비전을 관찰해 보라. 관찰하는 동안 당신의 몸과 감정, 사고가 어떤 식으로 반응하는지를 의식하라. 아주 좋아하는 프로그램을 보면서도 이 연습을 해 보라! 이 연습을 해본 어떤 이의 말이다.

"전 TV를 보면 금방 영상에 사로잡힙니다. 화면에서 눈을 떼기가 정말 어려워요. 움직임이나 갑작스런 소리가 계속 제 주의를 끌지요. 광고방송이나 예고편은 본방송보다 훨씬 소리가 큽니다. 내용에 별 관심이 없는데도 제 의지와 상관없이 신경이 그쪽으로 간다는 느낌을 받기도 합니다. TV를 몇 분만 봐도 들뜨기 시작하는데 전원을 *끄기*가 어찌 그리 어려운지, 뭐 재미있는 거 있나 찾아본다고 계속해서 채널을 이리저리 돌리곤 하죠. 그리고 나면 묵지근한 기분이 들어 자리에서 일어나 기지개를 켜고 운동을 좀 해야 다시 살아 있다는 느낌을 갖게 됩니다. 밤늦게 TV를 보면 그 영상들이 일상의 이미지들보다 훨씬 더 생생하게 남아 있곤 해요."

TV 시청을 좋아하는 이유로 많은 이들이 재미있고 편안하고 유익하기 때문이라는 말을 한다. 적당히 잘 선별해서 보는 사람들에게는 TV가 '마약 같은 환각제'만은 아닐 것이다. 그러나 그런 이들 역시 부작용에 대해 말한다.

"나도 모르게 TV를 봐요. 최면에 걸린 것처럼요."

"TV를 보다 보면 아무 생각 없이 멍해집니다. 마약 같아요."

"오래 볼수록 TV에 무관심해지고, 그러다 보면 꺼야겠다는 생각도 없어집니다."

"TV를 보고 나면 기운이 쭉 빠져요."

"저는 TV의 유혹에 대해선 정말 속수무책이라 아예 TV를 없애는 수밖에 없었어요."

제리 맨더는 TV를 보고 나면 어떤 기분이 드는가에 대해 이렇게 말한다.

"TV를 본 후의 느낌은 늘 한두 가지로 압축되곤 합니다. 아주 흥미로운 프로그램을 보았다 해도 어쩐지 기운이 다 빠져나가 버린 듯한, 또는 지친 듯한 '반생명적'인 느낌을 받습니다. 몸 전체가 동면에 들어간 듯이, 마치 내면에서 뭔가가 죽은 것처럼, 모르는 새 어디서 두들겨 맞은 기분입니다. 많이 볼수록 기분은 더 나빠지고, 그 뒤에는 항상 외출을 하거나 아니면 잠을 자서 기운과 기분을 회복하고 싶은 욕구가 생깁니다. 또 다른 느낌도 있어요. 텔레비전을 보고 나면 항상 머릿속에서 뭔가가 이글이글 타오르는 것을 의식하게 됩니다. 바로 영상들이에요! 텔레비전을 껐는데도 그 영상은 음식을 먹고 난 후에 입에 남는 뒷맛처럼 쉽게 사라지지 않습니다. 내 의지와 상관없이 몇 시간이 지난 다음에도 그 영상들이 의식 속에 계속해서 떠오릅니다."[6]

# TV 중독과
# 디지털 마약

  텔레비전으로 인한 의식상태의 변화, 이를 테면 한 번 켜면 끄기 힘들어 하는 많은 사람들, 넋 나간 표정, 정작 뭘 봤는지는 기억하지 못하는 상태 등의 증상들은 마리 빈(Marie Winn)의 표현대로, 텔레비전이 '전자 마약'이 되기 쉽다는 것을 입증한다. 많은 이들이 스스로를 'TV 중독자'라고 부른다. 애초에 의도했던 것보다 훨씬 많은 시간을 TV 앞에서 보내고, 그런 습관을 자제할 힘이 없다고 느낀다. 텔레비전을 '심리적 마약'이라고 할 수도 있겠지만, 프로그램 제작자들은 어떻게 하면 사람들의 관심을 자기들 입맛대로 끌어올 수 있는지를 잘 알고 있다. 엄청난 공을 들여 극도로 정교하게 만든 광고 방송을 생각해 보라. 당신의 눈과 귀를 TV에 고정시키기 위해 동원된 연출기술들이 그 짧은 광고 속에 얼마나 많은가.

  또 하나 기억해야 할 것이 있다. 어른들이 텔레비전 끄기를 힘들어한다면 아이들은 말할 것도 없다는 사실, 그리고 TV를 끄거나 무엇을 시청할지 선택하는 것을 도와줄 어른이 필요하다는 사실이다. 상업 방송국의 어린이 프로는 장난감, 컴퓨터 게임, 패스트푸드의 판매를 위해 심혈을 기울여 만든 광고 메시지를 아이들의 머릿속에 전달하기 위한 수단이기 마련이다. 따라서 그런 침입을 막아주기 위한 어른들의 적극적인 보호가 필요하다.

일반적으로 어린 아이들은 자유놀이를 하거나 다른 무언가를 할 때 부모의 허락 또는 승인을 구하기 때문에 부모인 내가 그들의 행동을 어떤 식으로 안내하는지에 대해 의식하고 있어야 한다. 아이가 학교에서 돌아오면 함께 간식을 먹으면서 그날 있었던 일에 대해 이야기 나누는 것이 좋다. 아이의 긴장을 풀어준다는 점에서 특히 그렇다. TV를 보고 나면 안으로는 더 긴장될 수 있으므로 조용히 놀거나, 쉬거나, 숙제를 하거나, 운동을 하거나, 애완동물과 함께 스트레스를 해소하는 시간을 갖는 것이 훨씬 바람직하다.

저녁 준비를 할 때처럼 '정신없이 바쁜' 시간에 부모는 아이를 TV 앞에 앉혀 놓고 싶은 유혹에 시달린다. 그러나 그 '해결책'은 '악순환'의 시작일 뿐이다. TV를 많이 볼수록 혼자서 놀거나 책을 읽는 경우가 줄어들고 결국 아이는 부모인 당신의 가장 중요한 역할이 자기를 즐겁게 해주는 것이라 생각하게 된다! 한 마디로 이렇게 자란 아이는 자기 삶을 사는 평생이라는 긴 시간 동안 스스로의 창조력, 동기 자극, 상상력에서 힘을 받기보다는 외부 자극에 의존하는 사람이 될 수 있다는 것이다.

# 정신 차리고 TV를 보는
# 방법이 따로 있나?

TV를 시청할 때 당신의 두뇌가 깨어나도록 다음의 스크린 테스트를 해 보라.

❶ 보이스 오버, 급격한 장면 전환, 화면 확대나 축소 등 연출기법 횟수를 세어 보라. 그리고 프로그램이 어떻게 짜깁기되어 편집되었는지를 파악해 보라.

❷ 음악이나 배경음향이 당신에게 어떤 영향을 주는가?

❸ 장면을 확대해 보라. 화면을 바라보는 시선을 확대해서 스크린 밖에서 무슨 일이 일어나고 있는지를 파악해 보라. 마이크며 세트장, 조명, 자막으로 대사를 보여주는 프롬프터 같은 것들이다.

❹ 카메라 위에 원고(프롬프터)가 자막으로 나오고 있고 앵커가 그것을 보며 읽는 모습을 상상해 보라. 그렇게 술술 말을 잘하는 것처럼 보이는 비밀이 바로 거기에 있다.

❺ 뉴스에 나오는 사람들의 사회적 지위를 유심히 보라. 일반인들의 목소리나 모습이 방송에 나오는 분량이 얼마나 되는가?

❻ 장면을 분리하라. 외부에서 내부로 장면이 전환될 때 건물이 중간

에 바뀌지는 않는가?

❼ TV는 정보를 시각적으로 전달해야 하기 때문에 상투적인 장면들을 이용한다. 영국 의회 얘기를 할 때는 빅벤, 미국 정부 얘기를 할 때는 백악관을 보여주는 식이다. 이런 장면이 몇 개나 되는지 세어 보라.

❽ 보통 뉴스는 어느 한 쪽을 편애하기 마련이다. 어느 쪽인가?

❾ 광고의 유형을 분석해 보라. 미래에 대한 약속인가, 이야기가 있는 광고인가? 이미지로 이루어졌는가? 생각이나 느낌에 호소하는가? 사람들의 마음에 호소하는 방식이 유머인가 성적인 것인가 또는 재미나 낭만인가?

❿ '고정관념 찾아내기'를 해 보라. 얼마나 다양한 인종, 성별, 나이, 능력, 계층이 등장하는가?

⓫ 프로그램 속에서 간접적으로 홍보되는 상품이나 내용이 있는가? 축구 경기에 나오는 광고가 몇 개나 되는지 세어 보라!

⓬ TV 속 행위를 주도하는 가치는 무엇인가?

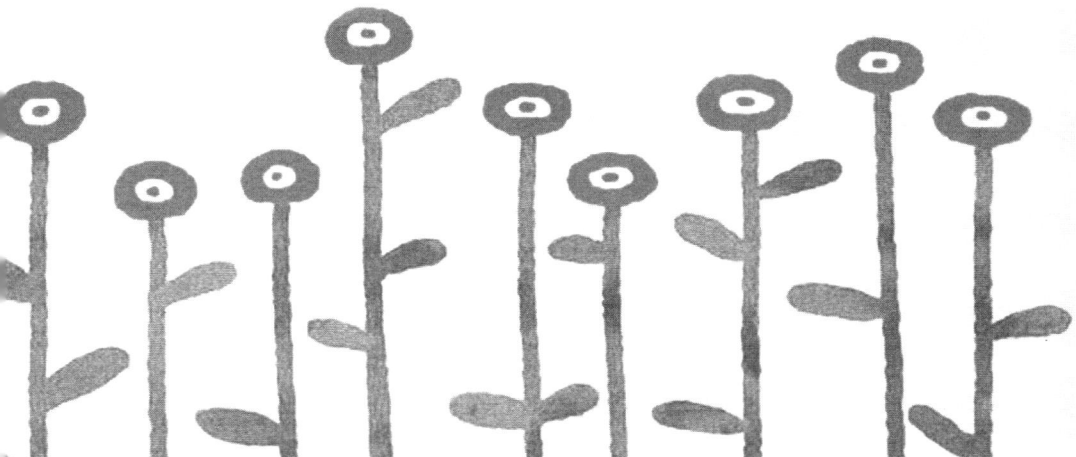

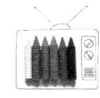

## Chapter 3

# 아이를 알아야
# 올바른 대처가 가능하다

아이의 발달 과정을 공부하라 / 되도록 빨리 되도록 많이가 좋을까, 제때에 적당히가 좋을까? /
아이의 성격에 따라 달라지는 TV 제어 방법

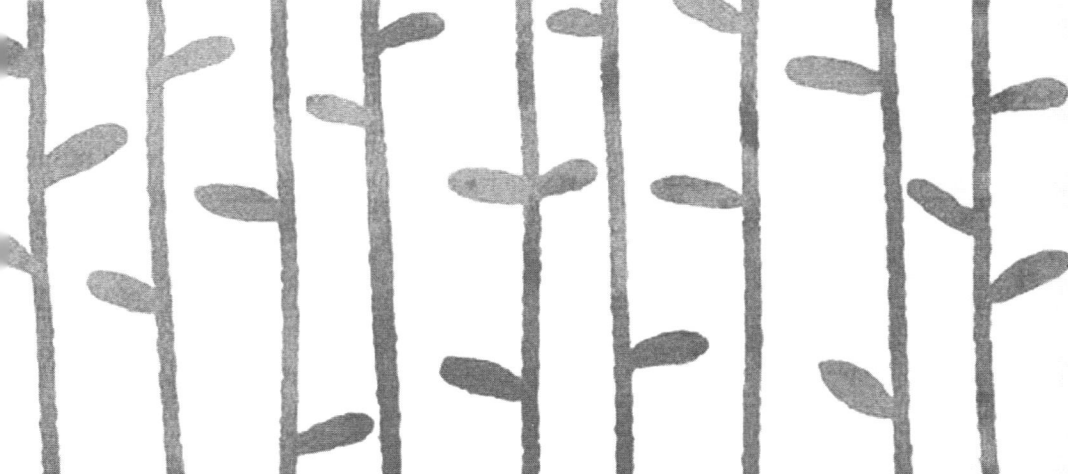

# 아이의 발달 과정을
# 공부하라

지혜로운 조부모가 있다는 건 얼마나 좋은 일인가! 한 부부가 몇 달 전 첫아이를 낳은 딸네 집을 찾아갔다. 지내면서 보니 어린 손자는 아주 예민한데다 툭하면 숨넘어갈 듯 울어대고 잠도 잘 자지 못했다. 아기 침대 근처에 하루 종일 켜두는 텔레비전 때문인 것 같아서 할아버지는 사위에게 TV가 원인이 아닌가 싶다고 조심스럽게 말하면서, TV의 영향에 대해 장모에게 물어보면 어떻겠냐고 권했다. "재정문제가 자네의 전문분야인 것처럼, 평생을 교사로 일했던 자네 장모는 뭐가 아이들을 잘 자라게 하는지, 방해하는지에 관해선 전문가니까 말일세." 아기의 외할머니는 일주일 동안 TV를 완전히 끊어 보자고 제안했다. 아이는 금방 편안해졌고 깊이 잘 자기 시작했다. 그 모습을 본 부부는 아이들이 클 때까지는 TV를 거의 켜지 않게 되었다.

건강한 아동발달에 대한 지식이 부족한 건 부모들만의 문제가 아니라 일부 교사들에게도 해당하는 일이다. 한 캘리포니아 주립학교에 다니는 7살 남자아이가 있었다. 아이는 학교에 잘 적응하지 못했다. 눈에 띄게 불안해했고 틱 증상을 보이며 악몽을 꾸었다. 엄마는 아이의 문제를 의논하려고 교사를 찾아갔다. "아시다시피 아드님은 TV와 비디오를 많이 보지 않습니다. 순발력 향상에 좋은 닌텐도 같은 컴퓨터 게임도 하지 않고요." 그러면서 교사는 디즈니 게임보이와 포켓몬 비디오를 추천했다. 아이의 엄마는 어안이 벙벙해서 물었다. "창의적으로 놀고 자신의 상상력을 발휘하는 게 더 좋지 않나요?" 교사가 대답했다. "암요, 그 말씀에 동의합니다. 하지만 그런 게임을 하면서 기술을 익힌 아이들은 나중에 훌륭한 전투기 조종사가 될 수 있답니다." 그 엄마는 아이들의 디지털 미디어 사용을 경계하는 발도르프 학교로 아들을 전학시켰다. "다시 원기왕성하고 쾌활하고 생기발랄하고 기운차고 열정적이며 건강한 8살 남자아이가 되었어요. 이제 틱도 없어졌고 잠도 잘 자고 두통도 사라졌답니다."[1]

어린이의 건강한 성장 발달을 촉진하는 요소에 대한 구체적인 지식이 있다면 아이를 키울 때 큰 도움이 될 것이다. 무엇이 옳은가에 대해 판단하는 근거가 될 뿐 아니라, 날로 거세어지는 현대 문명의 흐름에도 잘 대처할 수 있게 해준다. 대가족 문화의 소멸도 현대 사회의 어려움 중 하나다. 이제는 친척이나 조부모와 가까이 사는 경우가 거의 없으며, 이는 우리가 전통적으로 갖고 있던 육아 네트워크가 사라졌음을 의미한다. 핵가족의 또 다른 의미는 이제 부모와 이웃 슬하에서 아이 키우는 법을 배우지 못한다는 것이다. 근무 패턴도 바뀌면서 부모는 직장과 자녀 사이를 위태롭게 뛰어다닐 수밖에 없게 되었다.

# 되도록 빨리 되도록 많이가 좋을까, 제때에 적당히가 좋을까?

자녀 양육이야말로 인생에서 가장 까다로운, 그러면서도 가장 보람되고 뿌듯한 과제이다. 하지만 그에 필요한 기술과 지식이 부족한 부모도 많다.

새내기 부모들 중에는 지금껏 본인의 학업이나 직장에만 관심을 갖고 살아왔기 때문에 공동체 속에서 소외감을 느끼는 경우도 있다. 많은 시간이 지나야 비로소 행복하고 건강한 아이로 성장하는 과정을 이해하기도 있다. 어떤 경우든지 아이들이 성장과정에서 갖는 요구의 본질을 정확히 파악하는 것은 큰 도움이 될 것이다. 미국의 유명한 요리사인 줄리아 차일드(Julia Child)는 '좋은 요리사에게 필요한 것은 레시피가 아니라 원칙'이라는 말을 했다. 아이의 발달에 따라 필요한 것들의 본질을 알고 있다면 전문가나 지침서에 의지하지 않고도 내 아이에게 어떻게 해주는 것이 건강한지를 훨씬 잘 알게 될 것이다.

스트레스에 시달리는 아이들이 그렇게 많은 것도 놀랄 일이 아니다. 아이들은 '양질의 유익한 시간'을 보내야 한다는 부모들의 욕심에 쫓기고 시달린다. 너무 많은 걸 하다 보니 항상 너무 바쁘다. 그 결과 아이는 학교에서 돌아오면 이젠 할 만큼 했다는 항의 표시로 잠옷을 걸치고 일찌감치 자기 방에 틀어박힌다. 예일 대학의 아동심리학자인 데이비드 엘킨드(David Elkind) 교수는 아이들을 몰아붙이는 세태와 그렇게 자란 아이들이 너무 빨리, 너무 급하게 어른이 된다는 사실을 처음으로 눈치 챈 사람이다. 엘킨드 교수가 관찰한 바는 다음과 같다.

"너무 빨리 자란 아이들은 감당할 준비가 되기도 전에 성인기의 신체적, 심리적 사회적 굴레를 써야만 한다. 우리는 아이들에게 크기만 작은 어른 옷을, 그것도 비싼 명품으로 사 입힌다. 우리는 그들을 쓸데없는 섹스와 폭력에 노출시키면서, 이혼, 편부모, 동성애 등 갈수록 엉망진창이 되어가는 사회 환경에 알아서 잘 대처하기를 기대한다. 이런 스트레스 속에서 아이들은 그런 변화에 수반되기 마련인 혼란과 고통을 인정하지 않으면서 자기가 알아서 잘 해나가야 한다고 생각하게 된다. 성인과 마찬가지로 어떻게든 살아남아야 한다고 생각하고, 살아남는다는 건 적응을 의미하다고 믿게 된다. 그렇게 안간힘을 쓰며 살아남으려는 사람이 6살이나 8살밖에 안 된 꼬마라 할지라도."[2]

# 아이의 성격에 따라 달라지는
# TV 제어 방법

    〈천국에서 온 아이들<sup>Children are from Heaven</sup>〉의 저자 존 그레이(John Gray)는 어린 아이들이 가진 기질을, 적극적인(담즙질) 아이, 충동적인(다혈질) 아이, 예민한(우울질) 아이, 그리고 수용적인(점액질) 아이의 4가지 유형으로 설명하고 있다.[3] 기억해두면 아이의 스크린 타임을 제한하고 다른 건강한 활동으로 대체해줄 때 유용하게 쓸 수 있다.

### 적극적인 아이들

이들을 일러 '담즙질'이라고도 한다. 이들은 뭔가를 하고 결과를 얻어내기를 즐기며 매우 열정적이다. 액션 프로그램이 아니라면 TV 보는 행위가 이들에게는 너무 수동적이기 때문에 금방 지겨워하기도 한다. 이들은 가만히 앉아 있는 걸 좋아하지 않으며, TV보다는 움직임이 요구되는 컴퓨터 게임이 더 재미있다고 여긴다. 이들에게는 체계가 필요하다. 다시 말해 부모가 분명한 규칙과 지시를 내림으로써 어디에 있어야 하는지, 그리고 어디서 안정감을 찾을 수 있는지를 명확히 알 수 있어야 한다. 〈곰돌이 푸〉에 나오는 티거(Tigger)를 생각하면 된다.

## 예민한 아이들

'우울질'이라고도 부른다. 이들은 내성적이고 쉽게 상처받고 감정이 풍부하다. 자기들이 타인에 대해 어떻게 반응하는지를 정확하게 인식하고 있다. 부모가 자기 이야기에 귀를 기울이고 자기 마음을 이해해주기를 간절히 원하고 좋아하는 아이들이며 많은 공감을 필요로 한다. 이들은 세상의 고통을 자기 것으로 끌어안는 힘이 강하기 때문에 당신에게도 고뇌가 있음을 알려줄 필요가 있다. 세상과 사람들로부터 쉽게 고립될 수 있다. 그러므로 이들을 TV 앞에 혼자 놔두는 것은 그런 성향을 강화시킬 뿐 아니라, 프로그램 내용으로 인해 마음에 너무 무거운 짐을 지게 될 수도 있다. 그들은 TV에서 본 내용 때문에 마음 깊이 상처받고 자기 속으로 숨어버릴 수도 있다. 어깨 한 번 으쓱하고 쉽게 털어버릴 수 있는 적극적인 담즙질의 아이와 다르다. 〈곰돌이 푸〉의 이요르(Eeyore)는 우울질이다!

## 충동적인 아이들

이 '다혈질' 아이들은 변화와 자극을 좋아하고, 수많은 것에 관심을 보이며 사교적이고 외향적이다. 이들은 그 순간을 살고 세상의 생생한 감각적 경험 속에서 생기발랄해진다. 엉망진창으로 어질러 놓거나, 시작한 일을 반도 끝내기 전에 나비처럼 가볍게 팔랑팔랑 날아가버린다. 쉽게 주의가 산만해지고, 당신이 뭘 하라고 했던 말도, 자기가 하던 일도 금세 잊어버린다. 이들은 삶이 주는 경험에 반응하는 것을 즐기고 자극을 필요로 한다. 하지만 자기들이 움직이고 싶지 않으면 막무가내로 버티며 떼를 쓸 수도 있다. TV 앞에 놔두면 이들은 끊임없이 변화하는 이미지에 쉽게 사로잡히며, 그 이미지들로 인해 지나치게 자극을 받고 흥분할 수 있다. 이들이야말로 누군가가 도와줘야 TV를 끌 수 있다. 빠르게 명멸하는 영상들 그 자체를 즐기고자 TV를 켜놓기 때문이다. 컴퓨터 게임에도 아이들을 붙들기 위한 온갖 자극이 가득하므로 분별 있게 사용할 수 있도록 도와주어야 한다. 하지만 이들은 TV나 게임보다 훨씬 더 흥미로운 활동을 제시하면 그쪽으로 쉽게 관심을 돌린다. 그렇게 정신을 파는 동안 조용히 TV를 끄면 된다! 피글렛(Piglet)은 다혈질 또는 충동적인 유형에 속한다.

## 수용적인 아이들

소위 '점액질' 유형의 아이들에게는 곰돌이 푸가 매일 11시와 4시에 간식을 먹는 것처럼 규칙적인 매일의 리듬이 필요하다. 이들은 예상치 못한 일을 좋아하지 않으며 앞으로 무슨 일이 일어날지 알고 싶어 한다. 이들은 일상, 반복, 리듬과 질서를 원하고 거기에서 안도감을 느낀다. 이들은 공상에 잠기거나 가만히 앉아서 멍하니 뭔가를 보며, 되도록 땀을 흘리거나 움직이지 않으면서 시간 보내는 것을 즐긴다. 그래서 활동적인 성향의 누나가 수없이 블록을 무너뜨리고 다시 쌓으며 균형 맞춰 쌓으려고 애쓸 때, 수용적인 아이는 그 모습을 가만히 지켜보고 있다가 한 번에 해낸다! 하지만 텔레비전이나 컴퓨터 게임 앞에 혼자 내버려두면 그것이 이들에게 편안함을 주는 습관으로 고착되어 아주 바꾸기가 힘들어질 수 있다. 따라서 이들에게 과제를 주거나 자신만의 관심사를 개발하도록 도와주는 부모의 노력이 필요하다. 또한 이들에게는 매일 밤 자기 전에 이야기를 들려준다거나 일요일 아침에는 삶은 달걀과 토스트를 먹고, 일주일에 두 번씩은 수영하러 간다는 식으로 일종의 의식이 필요하다!

기질의 유형별 특징에 대한 전체적인 개괄은 분명 유용한 길잡이지만, 반드시 기억해야 하는 것은 모든 아이가 다 개별적으로 다른 인간이라는 사실이다. 어린 시절에는 어느 한 기질이 유독 두드러져 보이기 쉽지만 나이를 먹으면서 점차 균형을 찾기 마련이다. 그래도 존 그레이(John Gray)가 제안하는 기질별 의사소통 전략은 기억해둘 만 하다.

- 활동적인 아이에게는 체계와 규율이 필요하고
- 예민한 아이에게는 귀 기울이고 이해해주기
- 충동적인 아이에게는 기분전환과 집중이 필요하며
- 수용적인 아이에게는 의식과 리듬이 필요하다

Set Free Childhood

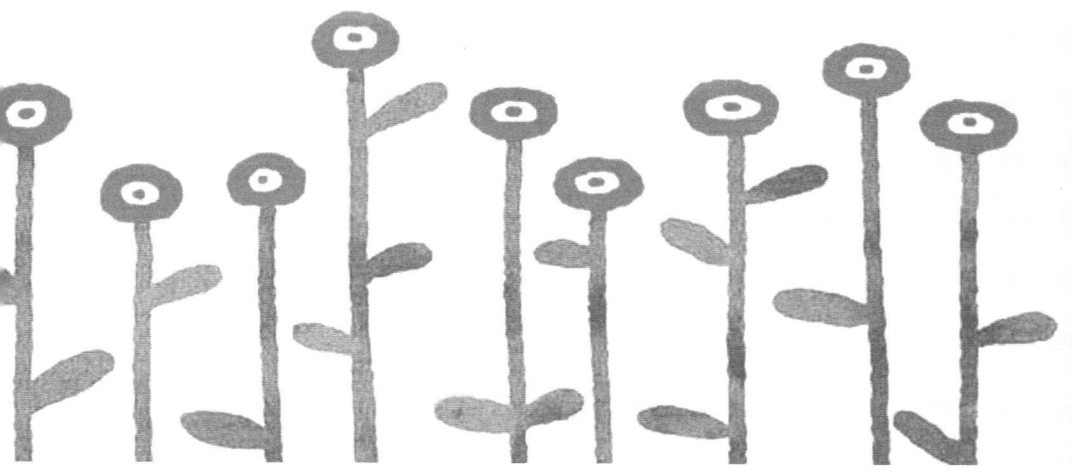

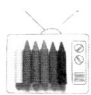

Chapter 4

# 뇌 발달 문제,
# TV를 켜면 두뇌가 꺼진다?

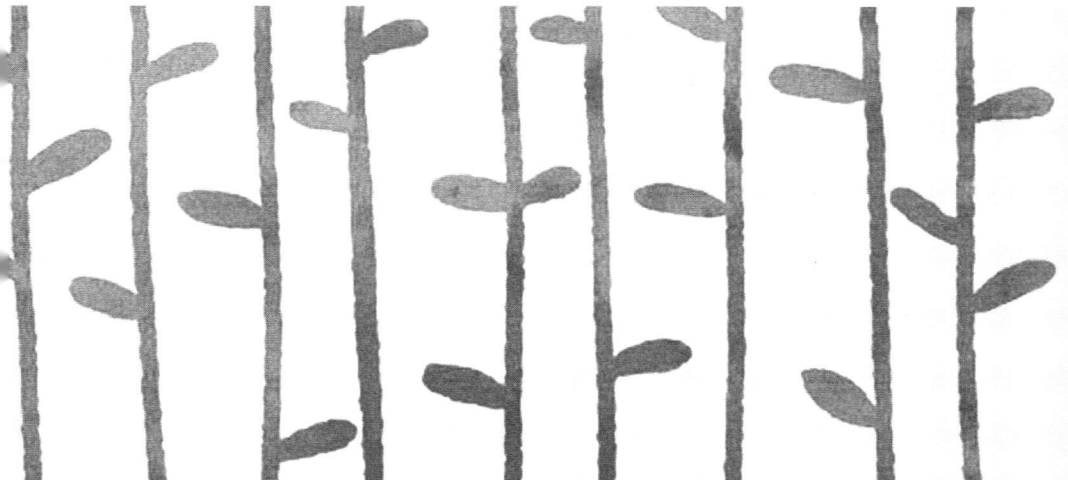

# TV와 컴퓨터를
# 사용해도 되는 나이는?

"아이가 TV를 보거나 컴퓨터를 사용해도 되는 나이는 언제일까요?"라고 묻는 부모들이 많다. 아주 중요한 질문이다. 그러나 정말 중요한 것은 각 가정이 직접 미디어로 인한 이익과 손해의 대차대조표를 작성하고 스스로 내린 결정에 책임을 지는 것이다. 이 책은 그 대차대조표 작성에 도움을 줄 수 있다. 지금부터 살펴볼 다양한 연구 자료를 바탕으로 각 가정에서는 좀 더 확실한 근거를 갖고 어떤 결정과 판단을 내리는 데 이 자료들을 이용할 수 있을 것이다.

새로운 디지털 미디어 기기가 도입될 때를 뒤돌아보면 그로 인해 생길 수 있는 부작용을 먼저 조사하고 예방법을 제시하는 경우는 없었다. 예를 들어 1950년대 TV를 소유했던 많은 사람들은 핵실험 낙진에서보다 더 많은 방사선에 노출되었다는 보고가 있다![1] 최근의 연구 결과에 따르면 어린 아이들이 휴대전화를 사용할 때 어른에 비해 50%나 많은 전자파가 뇌로 흡수된다고 한다. 전자파는 5세 아이의 뇌 중심부까지 침투한다. 두개골이 어른보다 작고 얇기 때문이다.

    아직까지는 성장과정을 쭉 따라가는 장기적인 연구가 이루어지지 않았기 때문에 학자들은 휴대전화의 전자파가 신체에 위해를 가한다는 결정적인 증거가 부족하다고 생각하지만 뇌종양, 기억력 상실, 비정상적인 두뇌 활동과 두통 등의 증상과 관련되어 있을지 모른다는 우려가 꾸준히 제기되고 있다. 영국 보건보호청 청장인 윌리엄 스튜어트 경(Sir William Stewart)이 제출한 보고서에 따라 영국 정부는 16세 미만 아이들의 휴대폰 사용을 꼭 필요한 경우로 제한해야 하며 될 수 있는 한 사용 횟수를 줄여야 한다는 건강경보를 내렸다.[2]

    디지털 미디어가 아이들에게 미치는 위험에 대해 많은 연구가 이루어졌다. TV와 컴퓨터 둘 다 전자빔을 이용한 음극선관 또는 브라운관, 진공관, CRT 방식의 모니터를 사용하고 있었기 때문에 이들 역시 '디지털 미디어'의 범주 안에 들어간다. 다행히 지금은 전자파 방출이 줄어든 LCD 방식이 보편화되고 있기는 하다. 북미 아동 연합에서 배포한 중요한 연구 보고서 〈바보들의 황금Fool's Gold〉은 스크린 문화가 건강에 미치는 영향에 대한 유용한 지표를 제시한다.

# TV 끄기가 어려워,
# 두뇌를 정신없게 만드는 영상

　디지털 미디어의 전원을 켜기는 쉽지만 끄기는 쉽지 않다. 내용 때문이기도 하지만, 미디어 자체의 특성도 한몫을 한다. 어쨌건 아이들이 TV를 끄려면 도움이 필요하다. TV와 모니터는 판단을 내리고 결심하는 과정의 두뇌 활동을 방해하기 때문이다.

　텔레비전과 컴퓨터의 '영상'은 전자총으로 전자빔을 쏘는 전자 주사(走査)기법으로 만들어진다. 625줄(북미권에서는 525줄)로 이루어진 무수히 많은 작은 형광 점들이, 한 줄 건너마다 전자빔을 발사하는 음극선 전자총 주사기(스캐너)에 의해 활성화되면서 빛을 발한다. 1/30초마다 스캐너가 다음 줄의 형광입자를 활성화시키기 위해 스크린을 두 번씩 훑고 간다. 눈은 점 하나하나를 받아들이고 이것을 뇌로 전송한다. 그러면 뇌는 각 스캐너 패턴의 무수한 점 사이의 '빈 공간을 채우는데', 이 작업은 의식보다 낮은 영역에서 이루어진다. 실제로 존재하는 영상은 주어진 점과 점을 연결하면서 우리 두뇌 속에서 창조해낸 것뿐이다. 마시고 난 차 찌꺼기나 아이들의 스케치북 그림처럼 중구난방으로 흩어진 점들이 있고 그 점과 점 사이를 의미 있게 연결시키는 것은 바로 우리라는 것이다.

1초의 30배 혹은 50배의 속도로 만들어지는 강한 빛의 점을 보다 보면 시신경이 긴장된다. 눈과 두뇌는 1초에 20개 이하의 자극만을 시각 자극으로 받아들일 수 있기 때문이다. 스캐너의 전자 속도를 '참새가 뱁새 쫓아가듯' 따라가는 것, 바로 이것이 잠시도 TV에서 눈을 '떼지 못하게' 되는 신체적 이유 중 하나이다. TV가 켜진 방에 있으면서 비슷한 경험들을 해 보았을 것이다. 프로그램 내용에 관심도 없고 심지어 다른 일을 하는 중인데도, 눈이 자꾸만 스크린을 향하고 어느새 '시선이 고정되고' 만다.

# TV 끄기가 어려워,
# 뭘 보는지 모르게 만드는 빛

호주의 심리학자인 프레드 에머리(Fred Emery)와 메렐린 에머리(Merrelyn Emery)는 TV 전원을 끄지 못하게 하는 두 번째 원인이 있다고 주장한다. 이들은 브라운관에서 방출되는 특별한 종류의 빛이 사고를 차단시킨다고 생각한다. 인간의 신경 체계는 그 빛에 대응하기 힘들어한다. 왜냐하면 첫째, 그것은 주위의 모든 방향에서 오는 '환경광'[3]이 아니라 한 방향에서 쏘아져 나오는 '방사광'[4]이기 때문이며, 둘째, 아주 빠른 속도로 꺼졌다 켜지기를 반복하기 때문이다.

우리가 눈으로 보는 사물들은 대개 우리 눈에서만 사라지고, 환경광 또는 반사광을 방출한다. 그러나 광원 자체를 응시하면 아주 강렬한 방사광을 보게 된다. 에머리 부부는 인간의 지각 체계는 반사광에 맞도록 진화했지 방사광은 아니라고 주장한다. 진화과정에서 인간의 시각이 방사광을 보도록 발달하지 않았기 때문에 우리는 그런 빛을 보려고 하지 않으며 그냥 차단한다는 것이다.

사고가 차단되는 두 번째 원인은 급속하게 명멸하는 빛이다. 1초에

50, 60번의 속도로 빠르게 깜빡임으로 인해 '고착'이 일어난다. 즉, 두 뇌가 빛의 명멸 속도에 익숙해져 그것에 집착하게 되면서 프로그램 내용 자체는 뒷전으로 밀려나게 된다는 것이다. 에머리 부부는 텔레비전을, 신호로 두뇌를 지배하는 기계문명의 최면술사에 비유했다. '계속해서 보고 있으면 자기들이 뭘 보는지 곱씹어 보기가 어렵다.'

텔레비전이 깜박이는 빛을 방출하는 광원이며, 두뇌를 차단시키는 기능을 한다는 가설은 많은 사람들이 그 매체로 인해 '최면에 걸렸다'거나 '넋이 빠졌다'고 말하는 이유를 설명해준다. 사람들이 TV 보는 모습을 관찰해 보라. 한 자세로 눈과 머리를 고정시키고, 눈동자가 거의 움직이지 않으면서, 스크린 전체를 약간 초점을 흐릿하게 한 상태로 뚫어지게 응시한다. 이와 달리 정상적인 시선에서는 눈이 계속해서 움직이고 초점을 잡는다. 어떤 사람이 명확한 의식을 갖고 깨어 있는지는 그 눈의 초점이 정확한지를 보면 된다. 거꾸로 TV를 보는 사람들의 좀비 같은 표정은 혼수상태와 유사한 반의식상태, 꿈꾸는 의식상태의 증거라고 말할 수도 있다. 에머리 부부는 TV 시청은 몽유병과 유사한 의식 수준에서 이루어진다고 생각한다. 다른 말로 하자면 TV 보는 사람은 간신히 눈만 뜨고 있는 상태라는 것이다.[5]

에머리 부부의 연구는 제품판매와 정치 선전에서 텔레비전의 활용방법을 근저에서부터 바꿔놓았던 실험에 근거한다. 'TV가 두뇌를 마비시키면서' '사람들의 머릿속으로 들어갈 수 있는 직통도로'가 열린다는 사실은 우연히 발견된 것이었다.[6]

# 디지털 미디어가
# 우리 몸에 저지르는 일들!

디지털 미디어에 너무 많이 노출되면 다음과 같은 건강상의 위험이 초래될 수 있고, 어린이들의 성장 발달을 저해할 수 있다.

**신체에 미치는 영향**

- TV를 끄기 어려워함
- 감각이 둔해짐, 눈의 피로, 두뇌 성장에 필요한 자극 부족
- 빛과 건강
- 유해 전자파의 방출로 인한 부작용과 반복사용 긴장성 손상(RSI)
  - 근골격계 손상
- 아동 비만, 운동 부족, 운동능력 장애

**사회성과 정서에 미치는 영향**

- 사회적 고립과 은둔
- 전자 마약 : 디지털 미디어 중독
- 놀이 능력 손상
- 상업적 착취

- 반사회적 행동

**인지 능력에 미치는 영향**

- 체계적이지 못한 뇌
- 창조력과 상상력 부족
- 언어와 읽기 능력 손상
- 주의력 결핍과 집중 불가
- 세상에 대한 협소하고 부정적인 관점
- 학습에 미치는 영향

**도덕성에 미치는 영향**

- 폭력이나 선정성 등 부적절한 내용에 대한 노출
- 정보 과잉으로 인한 무감각

# 두뇌를 마음대로
# 드나드는 직통도로, TV

TV를 볼 때 발생하는 두뇌 현상에 대한 연구는 1980년대 이후 계속해서 진행되고 있다. 디지털 미디어가 사람들의 머릿속을 마음대로 드나들 수 있는 직통도로를 열어준다는 것을 광고 제작자들이 깨달았기 때문이다. 전 미국 대통령 지미 카터(Jimmy Carter)의 공보관이었던 토니 슈바르츠(Tony Schwartz)는 이렇게 말했다.

"우리의 관심은 사람들에게 무슨 말을 전달하느냐가 아니라 사람들에게서 무엇을 얻어낼 수 있을까 하는 것입니다. 디지털 미디어는 사람들의 생각에 직접 접근할 수 있게 해준다는 점에서 정말로 효과적인 도구입니다."[7]

사람들은 텔레비전을 내내 켜두고서 다른 일을 하는 중간 중간에만 보기도 한다. 광고 제작자나 텔레비전을 통해 태도변화를 이끌어내고자 하는 사람들에게는 더할 나위 없이 이상적이다. TV를 이용해서 당

신의 안방, 심지어 당신의 생각 속을 마음대로 들락거렸던 토니 슈바
르츠는 이런 글을 썼다.

"최근에 일어난 정치적 입장의 변화 양상을 보면 사람들의 태도에 영향
을 미칠 수 있는 가장 유리한 조건은, 듣는 사람이 전적으로 믿거나 의존
하면서도 적극적이고 비판적인 관심을 기울이지는 않는 곳에서 나온 정보
임을 알 수 있다."

후에 제너럴 일렉트릭 코네티컷 지사의 여론조사 총책임자가 된 허
버트 크루그만(Herbert Krugman)은 텔레비전 시청 중 두뇌에서 일어
나는 생리학적 반응에 대해 연구했다. 피실험자의 머리에 부착된 전극
을 이용해 뇌전도 상에 나타나는 뇌파의 패턴을 관찰했다. TV 시청자
를 대상으로 여러 번에 걸쳐 실험을 해 보니 시청을 시작한 지 30초 안
에 뇌파가 깨어 있고 의식적인 관심을 의미하는 베타파에서 알파파로
전환되었다. 알파파는 초점 없고 수용적인 주의력 결핍 상태, 즉 어렴
풋한 백일몽이나 정처 없이 방황하는 상태를 의미한다. 얼마나 빨리 알
파파 상태로 바뀌는지를 보고 크루그만은 놀라지 않을 수 없었다. 책
이나 잡지를 읽는 사람들에게서는 베타파가 나타난다. 이는 각성과 집
중, 깨어 있는 의식 상태에 대한 증거이다.
　　좋아하는 TV 프로그램을 시청하고 있는 10명의 아이들을 대상으로
한 실험도 있었다. 샌프란시스코 주립 대학의 에릭 페퍼 박사(Dr. Eric
Pepper)는 실험에 앞서, 아이들이 프로그램에 흥미를 갖고 있기 때문에
베타파와 알파파가 번갈아 나타날 거라는 가설을 세웠다. 하지만 결과

는 그렇지 않았다. 아이들은 그냥 앉아만 있었다. 실험 과정 내내 뇌파는 거의 알파 상태에 머물러 있었다. 이는 아이들이 시청 중에 반응이나 뚜렷한 목적의식 없이, 초점 없는 채로 그냥 멍하니 앉아 있었음을 의미한다.[8]

TV가 두뇌를 마비시키는 이유에 대한 한 가지 설명은 텔레비전이 논리적인 좌뇌의 활동을 차단시키고 쏟아져 들어오는 영상들을 무작정 받아들이는 우뇌만을 남겨둔다는 것이다. 두뇌의 좌반구는 논리와 단어, 분석과 이성적 판단에 관여한다. 좌뇌는 한 번에 한 가지씩의 자극만을 처리하면서 질서정연한 사고의 흐름을 이끌어 간다. TV를 시청하는 동안 좌뇌는 '꺼진다!' 두뇌의 우반구는 영상, 색채, 리듬과 감정에 관여하며 비판적인 방식이 아니라 감정적인 방식으로 정보를 처리한다. 좌뇌는 누군가가 하는 말의 내용을 받아들이고, 우뇌는 비언어적 몸짓, 어조와 시선을 받아들인다. TV를 시청하는 동안 무비판적인 우뇌는 아무런 제제 없이 활동할 수 있다. 크루그만은 보고서에서 다음과 같이 썼다.

"텔레비전에 대한 반응 양태는 어느 정도 일정했고, 인쇄된 자료에 대한 반응과는 사뭇 달랐다. 디지털 미디어에 대한 기본적인 반응은 분명히 미디어 자체로 인한 것이었으며 어떤 내용이냐에 따른 반응의 차이는 없었다. 텔레비전은 노출된 시간 동안 아무 생각 없이 엄청난 양의 정보를 전혀 힘들이지 않고 전송받게 해주는 전달 매체이다."[9]

에머리 부부 역시 TV 시청이 행동의 기민성과 대응력을 감소시킨다고 생각했다.

> "왼쪽 대뇌피질, 특히 39번 영역인 통합 중추에서 수행되는 과정의 본질
> 은 다른 포유동물과 달리 인간에게만 유일하다. 인간의 의사소통과 논리
> 적인 분석 능력, 감각 요소들의 통합과 기억의 중추이며, 인간이 의식적인
> 목적을 갖고 시간을 초월할 수 있는 능력과 활동을 펼칠 수 있는 근간이
> 다. 바로 이 중요한 기능이 인간을 인간이게 만든다."[10]

결론적으로 디지털 미디어의 전원을 *끄기*가 그토록 어려운 이유는
TV로 인해 두뇌 기능이 마비되는 현상 때문이라 말할 수 있다. 미디
어는 논리적인 좌뇌의 기능을 마비시키고, '노출된 시간 동안 아무 생
각 없이' 영상을 처리해주는 무비판적인 오른쪽 대뇌피질만 활동하게
한다. 텔레비전의 전원을 *끄는* 것만 어려운 게 아니라 사람의 의식을
반쯤 멍한 또는 반쯤 꿈꾸는 상태, 즉 '현실감 없는' 상태에 빠뜨린다.

## 컴퓨터 작업이 더 피곤했던 진짜 이유

두뇌의 좌반구와 우반구에 관한 연구 결과를 보면 어떤 활동을 할 때
어떤 사고 양태를 취할지 선택하는 것이 가능하다. 워드 프로세스나
엑셀 같은 스프레드 시트, 이메일, 게임 등 컴퓨터를 사용하려면 우리
는 분명히 깨어 있어야 한다. 그러나 크루그만이나 에머리 부부 같은
학자들에 따르면 이런 작업들은 작업 자체 이상의 노력이 필요하다고
한다. 우리의 정신이 '디지털 미디어에 대한 두뇌의 기본적인 반응'에 저
항하고 있기 때문이다. 이것은 컴퓨터 작업의 피로감이 어디서 오는가

를 설명해주고 있다.

탁월한 뇌 연구가인 로버트 오른스테인(Robert Ornstein)은 좌뇌와 우뇌가 사람들이 쓰고자 하는 사고 유형에 맞게 특화되어 있다고 말한다. 어떤 유형의 사고를 하느냐는 미디어에 따라 달라지는 문제가 아니다. 즉, 우리는 TV를 분석적이고 비판적으로 시청할 수도 있다는 뜻이다. 카메라 각도에 주의를 기울이고, 사운드와 영상의 연결고리 및 화면의 구도를 편집하면서 볼 수도 있다. 하지만 막상 그렇게 해 보면, 예를 들어 다큐멘터리를 보면서 필기를 할 경우 눈이 화면과 공책을 왔다 갔다 하게 해 보면 분석적인 베타 상태와 알파 상태 사이에서 이쪽저쪽으로 밀고 당겨지는 기분이 들 수도 있다. 크루그만이 '디지털 미디어에 대한 두뇌의 기본적인 반응'에 대한 '저항'이라고 말한 것이 바로 그런 느낌이다.

사실 시청할 때 의식적인 주의를 기울이게 되는 경우는 별로 없다. 우리는 피곤하고 편안히 쉬고 싶다. 굳이 비판적인 주의를 기울일 가치도 없다. 어떤 경우든 마샬 맥루한(Marshall McLuhan)은 "미디어에 대한 반응은 신경 체계 차원에서 일어나는 것이기 때문에, 시청자가 분석적인 비판을 하느냐 마느냐에 상관없이 더 큰 영향을 발휘한다."고 주장한다.[11]

### TV 무저항 지대, 아이

TV로 인한 두뇌 마비 현상이 아이들에게 미치는 영향은 훨씬 광범위하다. 첫째, 아이들은 크루그만의 연구 대상이었던 성인들보다 훨씬 더 감수성이 예민하다. 지금까지 살펴본 것처럼 아이들은 전자 영상에 대해 완전히 열려 있으며 미디어가 야기하는 '마약에 취한 듯한' 상태도 아무런 저항 없이 받아들인다. 둘째, 디지털 미디어가 정말로 두뇌에서 결정을 내리는 영역을 방해한다면 아이들이 알아서 전원을 *끄기*란 불가능한 일이다. 부모가 나서서 TV 전원을 꺼주어야 한다는 의미이다. 셋째, 영상과 전자 스캐닝의 속도로 인해 TV에서 눈을 '떼고 싶어도 뗄 수가 없다!'

# 부모를 반성하게 하는
# 아이의 뇌 발달 단계

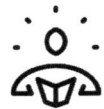

아이의 뇌 발달 단계를 보면 먼저 기본 중추이자 행동을 주관하는 파충류 뇌에서부터 대뇌 변연계[12]에 해당하는 옛 포유류 뇌, 즉 감정뇌로 발달하고, 나아가 신피질이라는 사고하는 뇌로까지 발달한다. 영유아의 두뇌 발달에는 결정적인 시기가 있으며, 이를 '기회의 창'이라고 한다. 이는 뇌 구조를 형성하거나 공고하게 하기 위해 특정 유형의 정보를 필요로 하는 시기를 말한다. 예를 들어 언어 능력이 발달하기 위해서는 부모와 나누는 대화 같은 자극요소가 반드시 있어야 한다. 어린이의 뇌는 아직 말랑말랑한 미완성 상태이며, 엄청나게 많은 수지상 돌기[13]를 만들 수 있는 잠재력이 있다. 이 힘은 10, 11세 무렵부터 쇠퇴하기 때문에 성인이 새로운 수지상 돌기를 만들기 위해선 아이들보다 훨씬 많은 노력을 기울여야만 한다.

행동 뇌는 생존본능을 위한 반사행동을 자극하고 생명 유지에 필요한 기본적인 신체 기능을 조절하며, 감각 자극을 처리하고 움직임을 통제한다. 대뇌 변연계인 감정 뇌는 위협에 대한 반응으로 '싸울 것이냐 도망갈 것이냐'를 결정한다. 이 때문에 인간은 위기상황에서 차분히 생각할 시간을 갖기 전에는 감정적, 신체적으로 반응하게 되는 것이다.[14] 감정 뇌는 행동 뇌를 감싸고 있으며(그림 1 참조), 호감과 혐오 같은 감정적인 정보를 처리한다. 이 뇌는 우리가 겪는 경험과 학습에 의미를 부여하고, 우리의 행동과 친밀한 관계에 영향을 미친다. 또 사고하는 뇌인 신피질에 의해 자극을 받아 꿈을 꾸거나 공상을 펼치고 직관과 느낌을 경험할 수 있게 해준다. 감정 뇌는 사고하는 뇌와 행동하는 뇌 사이에서 다리 역할을 한다. 그래서 위급한 상황이 닥치면 행동 뇌가 우위를 차지하게 된다. 행동 뇌와 감정 뇌의 특징은 상상해서 만들어낸 감각 자극과 실재를 구별할 능력이 없다는 것이다. 이로 인해 이들은 먼저 반응하고 나중에 생각한다.

사고하는 뇌인 신피질은 오랜 시간에 걸쳐 천천히 발달한다. 크기도

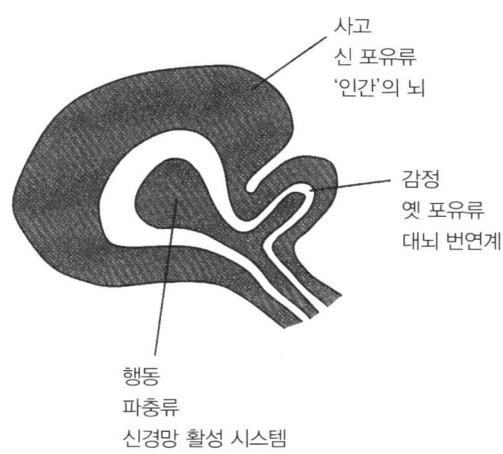

사고
신 포유류
'인간'의 뇌

감정
옛 포유류
대뇌 번연계

행동
파충류
신경망 활성 시스템

**그림 1 _** 피어스. 조셉 클린턴의 저서 〈진화의 끝 : 우리 지능의 잠재적 가능성에 대한 주장〉, 하퍼 콜린스, 샌프란시스코, 1992년.

다른 두 뇌를 합친 것보다 5배나 된다. 이 뇌가 맡은 역할은 사고하기와 지능, 창조력과 계산능력이다. 행동 뇌와 감정 뇌에서 오는 감각 자극이 사고하는 뇌로 전해지지만 그 정보를 처리할 시간이 필요하다. 사고하는 뇌 속에 우리의 경험, 지각, 기억, 느낌, 사고가 담겨 있으며, 이를 통해 생각과 행동을 만들어낼 수 있다.

아이의 뇌에서는 수초화 과정이 진행되고 있으며, 이는 행동 뇌에서 시작해서 신피질로 끝난다. 수초화 과정이란 신경의 수지상 돌기와 축색 돌기를 지방산으로 이루어진 보호막으로 감싸는 것이다. 신경회로를 많이 사용할수록 더 많이 수초화된다. 보호막의 두께가 두꺼워질수록 신경 자극은 더 빠르게 신경회로를 따라 이동할 수 있다. 따라서 아이들의 운동신경 회로와 감각기관에 필요한 것은 수초화 과정이 일어나게 할 자극, 즉 리드미컬한 게임과 움직임이다.

감각이 발달하기 위해선 적절한 자극과 자양분도 필요하지만, 과도하거나 부적절한 자극으로부터의 보호도 필요하다. 아이는 스펀지 같은 존재이기 때문이다. 어려서는 보고 듣고 만지고 냄새 맡고 맛보는 모든 것을 그대로 받아들이다가 어느 정도 성장한 이후에야 불쾌한 감각 경험을 걸러낼 능력이 생긴다. 디지털 미디어가 아이들의 연약한 감각을 얼마나 과도하게 자극할지 생각해 보라. 더불어 TV로 인한 두뇌 마비현상이 어른보다 아이들에게 훨씬 잘 일어난다는 사실도 염두에 두어야 한다.

하부 뇌인 파충류 뇌에 있는 신경망 활성 시스템 RAS[15]는 감각기관과 함께 성장한다. RAS는 수많은 감각 자극 중 중요한 것에 집중하게 하며, 자극이 들어오고 나가는 출구 역할을 한다. 여기로 들어온 감각 자극을 사고하는 뇌가 통합하고 처리한다. RAS로 인해 우리는 집중력을 갖고 의식의 초점을 맞출 수 있다. 따라서 운동감각 회로가 잘 발달하지 못하면 주의집중 시간이 짧고 집중력이 부족한 아이가 될 수 있다. 감각 자극이 지나치게 많거나 혹은 너무 적을 때, 또 소근육이나 대근육의 능력이 잘 발달하지 못했을 때 집중력 부족 문제가 생길 수 있다.

행동 뇌와 감정 뇌는 4세 무렵이 되면 80% 가량 수초화된다. 따라서 6, 7세에는 두뇌발달의 중심이 사고하는 뇌인 신피질로 옮겨가며, 오른쪽 반구부터 수초화되기 시작해서 왼쪽 반구로 진행된다. 우뇌는 이미지와 형태, 패턴을 처리하고 세부사항보다는 전체 그림을 본다. 보다 직관적이고 예술과 음악, 색채에 적극적으로 반응한다. TV 시청이라는 활동에서는 새로운 것과 색깔에 반응하는 우뇌가 지배적인 역할을 담당하기 마련이다.

아이가 사고하고 책을 읽고, 글을 쓰고 말을 할 때는 좌뇌가 주도권을 발휘한다. 좌뇌는 분석과 체계적 사고, 단계별 논리 활동을 지원하며, 이는 나중에 과학 등을 공부할 때 필요한 추상적 사고하기로 발달한다. 읽기를 배울 때 좌뇌는 알파벳 문자를 소리 및 의미와 연결시켜 준다.

아이가 성장해감에 따라 좌반구와 우반구의 상호작용은 뇌량을 통해 활발해진다. 뇌량은 다리 역할을 하는 큰 신경다발이자 통로이며, 몸의 왼쪽과 오른쪽 부분이 상호 협력할 수 있게 만든다. 뇌량의 수초화를 자극하는 것은 대근육 활동의 발달이다. 따라서 뇌량의 발달에 좋은 활동은 달리기, 운동하기, 노래 부르며 하는 놀이, 줄넘기 등이다.

소근육 활동 역시 수초화 과정에서 중요한 역할을 한다. 만들기, 요리, 뜨개질, 그림 그리기, 색칠하기 등의 활동은 유연성, 창조성, 창의적 놀이, 상상력, 그리고 직관적 사고와 분석적 사고의 상호작용을 촉진한다. 뇌량 발달이 제대로 이루어지지 않으면 좌반구와 우반구가 건강한 상호작용을 할 수 없으며 학습 장애의 원인이 될 수 있다.[16]

요약하자면, 아이들은 두뇌를 사용함으로써 신경회로를 수초화한다. 풍성하고 건강한 감각 자극과 움직임은 유연하고 튼튼한 신경 연결고리인 시냅스를 만드는 데 도움을 준다. 시냅스는 많을수록 좋다. 아기는 음식을 가지고 장난하면서 맛도 보고 냄새도 맡고 이리저리 굴리기도 하다가 급기야는 접시를 바닥에 떨어뜨려 주위의 반응을 살피고 대화를 시작한다. 이 모든 과정은 신경의 수상돌기를 만드는 과정이며, 아이가 공이나 막대기를 가지고 놀이를 할 때 이들은 수백만 개의 뉴런을 연결시키는 작업을 수행 중인 것이다. 건강한 움직임, 반복, 놀이, 대화, 그리고 다중적인 감각 자극은 두뇌 발달에 더없이 중요하다.

# 게임은 청소년들의
# 두뇌 발달을 저해한다!

컴퓨터 게임이 오늘날의 아이들을 부모 세대 때보다 훨씬 더 쉽게 폭력을 휘두르며, 지능이 떨어지는 존재로 만들고 있다고 주장하는 연구가 최근 발표되었다. 아이들이 쉽게 이성을 잃고 화를 내는 이유가 이전 연구들의 주장처럼 컴퓨터 게임 자체에 담긴 공격성 때문이 아니라, 아이들의 두뇌발달 지체로 인한 손상 때문이라는 것이다.

최신의 정밀한 검사 장비를 동원해서 닌텐도 게임을 하는 10대 청소년 수백 명의 두뇌 활동 레벨을 측정해서 이를 단순하고 반복적인 산수 문제를 푸는 다른 학생들의 뇌파와 비교해 보았다. 뇌 지도(brain mapping) 작성 전문가인 일본 토호쿠 대학의 류타 가와시마(Ryuta Kawashima) 교수 연구팀은, 컴퓨터 게임이 두뇌에서 오로지 시각 및 움직임과 관련된 영역의 활동만을 자극한다는 사실을 발견하고 크게 놀랐다.

대조적으로 산수 문제 풀이는 대뇌 전두엽에서 좌반구와 우반구 양쪽의 활동을 모두 자극했다. 전두엽은 학습과 기억, 감정에 가장 많이 관여하는 영역이다.

가장 걱정스러운 점은 20세 무렵까지 계속 발달하는 인간의 전두엽이 행동의 통제에 있어서도 중요한 역할을 담당한다는 사실이다. 컴퓨터 게임을 하던 학생들의 두뇌 발달은 게임 중에는 정지해 있었으며, 반 사회적 행동을 통제할 수 있는 힘이 감소했다.

"이 발견의 의미를 절대 과소평가해서는 안 됩니다."

가와시마 교수는 〈옵서버Observer〉 지와의 인터뷰에서 이렇게 말했다. 가와시마 교수는 당초 연구비를 지원했던 비디오 게임 제작자들, 그리고 컴퓨터 게임이 아이에게 좋다는 결론을 원했던 부모들에게 확신을 주는 연구가 될 거라 예상했었다. 그러나 그가 내린 결론은 산수 계산, 책 읽기, 다른 아이들과 밖에서 놀기, 그리고 대화하기가 아이의 발달과 창조력에 있어 컴퓨터 게임보다 훨씬 유익하다는 것이었다.

# TV와 현실을 헷갈려 하는 아이
## – 감각과 두뇌

저 상자 속에 정말로 사람이 있을까? 스크린 세상 속 가상현실은 손으로 만지고 맛보고 냄새 맡을 수 있는 진짜 세계와 어떻게 다르지?

세상을 탐색해가는 과정에서 아이들은 텔레비전과 컴퓨터에서 보여주는 영상이 '진짜'인지 아닌지를 '감각해야 하는' 문제에 부딪친다. 영화를 처음 접한 원시 부족 사람들은 배우가 스크린을 떠나면 어디로 가는지 무척 걱정하더라는 보고서를 보면 기계 문명으로 인해 발생할 수 있는 원초적인 혼란이 어떤 것인지 가늠해 볼 수 있다. 감각으로 만나는 세상의 다양성과 차이를 이제 막 인식하기 시작하는 어린 아이들에게 텔레비전이 얼마나 혼란을 줄지 역시 짐작할 수 있을 것이다. 우리 아들은 3살 때 "저 상자 속에 정말 오케스트라가 있어요?"나 "저 사람이 정말로 죽었어요?" 같은 질문을 자주 했다.

텔레비전은 현실 속에서 자기 자리를 찾아가고 있는 어린이들에게 권하기에는 그 본성이 너무 기만적이다. 진짜 인형극과 TV 스크린에서 보여주는 프로그램의 차이에 대해 생각해 보자. 무대에서 펼쳐지는 인형극은 아이들을 마법의 세계로 데려간다. 눈앞의 인형을 보면서 아이들은 이야기 속 '꾸며낸' 세계에 몸과 마음을 다해 몰입하고 동참한다. 반면 텔레비전은 수많은 이미지와 사람, 사건을 보여주지만 실상 그것들은 아주 멀리에서 벌어진 일들의 복제품일 뿐이다. 또 눈속임, 만화에서나 가능한 행동, 호기심 유발을 위해 인위적으로 만든 설정이나 사람 등 화면에서 일어나는 많은 일들이 실제 삶 속에서는 일어날 수가 없다. 이처럼 아이들에게는 현실 세계와 가상 세계가 동시에 주어진다. 정상적인 감각 발달을 통해 차츰 현실 세계에 익숙해지고 있는데, 한편에선 일상에서는 '불가능한' 신기한 일들이 아무렇지도 않게 일어나고 있는 것이다.

한 엄마는 5살짜리 딸이 텔레비전 중독이라고 하면서 얼마 전 일어났던 일을 들려주었다.

"6개월쯤 전에 아이가 갑자기 도로로 뛰어드는 바람에 차에 부딪혔어요. 많이 놀라긴 했지만 다행히 별로 다치진 않았답니다. 몇 시간쯤 지나 아이가 어떻게 된 일이냐고 제게 물었고, 저는 큰일 날 뻔 했다고 대답했지요. '바퀴에 깔리기라도 했으면 어쩔 뻔 했니?' 그러자 아이가 이렇게 대답했답니다. '핑크 팬더처럼 벌떡 일어났겠죠, 뭐!' 핑크 팬더는 만화 주인공인 분홍색 표범이었어요."

어떤 아버지는 어린 아들을 데리고 동물원에 갔다가 아이가 시큰둥하게 "이런 거 텔레비전으로 벌써 다 봤어요!"라고 하는 말에 충격을 받고 텔레비전을 치워버렸다. 현실 세계는 TV의 적수가 되지 못 한다

고 결론내린 것이다. 호랑이, 사자, 코뿔소를 클로즈업해서 보여주고,
일상에서는 절대 만나지 못할 놀라운 장면들을 그렇게 빠른 속도로 연
이어 보여주는 TV를 어떻게 이길 수 있겠는가. 또 텔레비전이 놀람과
감동을 느끼는 감각을 둔하게 만든다고 생각했다.

# 눈이 점점 나빠지는 아이
# – 디지털 미디어와 시각

디지털 미디어는 우리의 시각에도 영향을 미친다. 눈은 한편으로는 색과 빛 그리고 어둠에, 다른 한편으로는 움직임에 반응한다. 사실 움직임을 느끼는 감각과 균형 감각은 서로 뚜렷이 구분되는 감각이며 눈과 밀접하게 연관되어 있다.

눈은 원근을 파악하기 위한 필수요소인 거리와 높이, 깊이를 가늠하느라 바삐 그리고 쉴 새 없이 움직이고 있다. 눈은 끊임없이 사물을 시야에 고정시키고, 초점을 맞추고 변화시킨다. 눈으로 사물을 인식하는 일이 처음부터 쉽지는 않다. 삼각형을 120° 회전시켜 놓으면 2살짜리 아기는 자기 머리도 그만큼 회전시킨 뒤에야 다시 삼각형을 인식할 것이다. 따라서 제대로 보기 위해선 시각적 탐색과정이 선행되어야 한다. 사실 사물을 뚜렷이 인식하고 양쪽 눈을 이용한 3차원의 시야를 갖는 것은 4살은 되어야 가능하다.

스크린 문화가 아이들의 시력에 유해함을 입증하는 연구 결과가 점차 늘고 있다. 과학기자인 팀 우톤(Tim Utton)은 특집 기사에서 안구 관리 자선재단(Eyecare Trust Charity) 소속의 아드리안 노울즈(Adrian Knowles)의 말을 인용해서 이렇게 말했다.

"전문가들은 현대적 생활방식, 특히 TV와 컴퓨터 스크린 앞에서 보내는 시간으로 인해 많은 아이들이 눈 건강을 해치고 있다고 생각합니다. 따라서 모든 아이가 3세 이전에 안과검진을 받아야 하며, 누구나 2년에 한 번씩 시력검사를 받아야 합니다."[17]

텔레비전은 한창 성장 중인 영유아의 시각에 어떤 영향을 주는가? 감각 세계는 고정된 완성품이 아니라 인식하는 사람의 나이에 따라 다르게 형성된다. 아이들이 경험하는 세계는 더없이 생생하며, 그 세계 속 사물들은 매력적이거나 혹은 불쾌하다. 그러다가 시간이 지나면 네모나다거나 검다 같은 추상적인 특질에 집중하게 된다.

심리학자 장 피아제(Jean Piaget)는 아이들이 자람에 따라 어떻게 착시 현상이 줄어들고 공간 인식이 발달하는지를 설명했다. 몇 개월밖에 안된 아기에게는 움직이거나 어떤 행동을 하지 않는 사물은 아예 '존재하지' 않는 것과 같다. 손으로 잡거나 만지작거려야 그 존재를 느낄 수 있고, 눈에서 안 보이는 건 아주 가버린 것이다. '입 속 공간'이나 '손 안의 공간'처럼 공간은 분리된 것이며 활동과 관계된다.

8에서 10개월이 되면 사물이 보다 독립적으로 보인다. 피아제는 9개월이 된 아기에게 시계를 주고 갖고 놀게 했다. 시계를 베게 밑에 숨기자 아기는 시계를 베게 밑에서 꺼냈다. 다음 번엔 시계를 다른 곳에 숨겼고, 아이는 그 장면을 보고서도 여전히 베게 밑을 뒤졌다.

16개월 정도가 되면 아기는 사물을 자기와 별개의 영속성을 갖는 것으로 인식한다. 이제 공간은 행위에 종속된 것이 아니라 어떤 일이 벌어지는 영역이다. '까꿍' 놀이를 하면서 아기들은 엄마나 장난감처럼 자기가 좋아하는 것들이 있다가 없어지는 데 익숙해진다. 아주 사라진 게 아니라 '거기 있다'고 생각할 수 있는 것이다. 시각은 계속해서 발달하며 11, 12세 무렵이 되어야 비로소 원근감이 생겨난다. 따라서 감각 발달의 측면에서 볼 때 텔레비전은 아이들이 공간 개념 등을 습득하는 데 심각한 손상을 입힐 수 있다. 또한 2차원 평면인 스크린은 깊이와 원근을 인식하는 감각 발달에도 해롭다.

성인에게 있어서 인식은 눈의 움직임에 달려 있다. 여기에는 방향을 가진 의식적인 움직임부터 고정된 물체를 응시할 때 망막에 맺히는 상을 이동시키는 무의식적인 작은 움직임에 이르기까지 다양한 움직임이 있다. 텔레비전과 시각의 관계에서 흥미로운 것은 이렇게 훑고 살피는 움직임을 인위적으로 억제하면 상이 작은 파편으로 조각난다는 것이다. 우리는 어떤 생리학자의 관찰처럼 '손가락으로 사물을 훑듯이 눈 닿는 시야를 우리 시선으로 훑는다.' 눈이 건강하기 위해서는 끊임없이 움직여야 한다. 눈 움직임의 부족은 노화를 의미하기 때문에 안과 의사들은 노인들에게 눈을 '젊게' 하는 눈 운동을 시키기도 한다.

초점을 맞추기 위해서는 의식적인 주의력과 집중력, 깨어 있는 의식이 필요하다. 다시 말해 시각 능력이 우리에게 가져다주는 것과 호응하기 위해 많은 노력을 기울여야 한다. 주의를 기울여야 잘 관찰하고 초점을 맞출 수 있다. 주의력이란 혼돈스럽고 멍하며 '정신이 흐트러진 상태(scatter-brained state)'와 정반대되는 상태를 말한다. 그런 주의력은 저절로 생겨나지 않는다.

텔레비전 시청은 시각적으로 수동적인 활동이다. 머리는 정지되어 있고 눈도 움직이지 않는다. 보통 뭔가를 볼 때는 대상의 초점을 잡기 위해서 계속해서 움직이지만 TV를 볼 때는 초점을 정확히 잡으려 움직이는 대신 화면 전체를 한 눈에 담기 위해 약간 '초점을 흐릿하게' 푼다. 앞에서 설명한 것처럼 주의집중 상태에서는 시야의 중심부가 강조되지만 이때는 주변부 시야가 강조된다.

또 다른 현상은 TV를 시청하는 동안 안구 근육이 운동하고 있지 않으며, 눈의 초점을 계속 풀고 있어야 하기 때문에 의식상태가 둔해진다는 것이다. 선명하게 보려고 눈 움직임을 조절할 필요가 없다. 아니, 해상도가 낮아 전체적으로 약간 흐릿한 브라운관의 상태를 보완하는 수준으로 고정시켜 놓는다. 안과 의사 중에는 안과 수술을 받은 환자에게 TV 시청을 권하는 사람도 있다. 눈이 움직이지 않게 할 수 있기 때문이다.

글을 읽으려면 시각 능력이 좋아야 한다. 눈 근육도 발달되어야 한다. 여러 단어로 이루어진 하나의 어구에 집중하거나 건너 뛸 때, 줄을 바꿀 때, 눈은 경련하듯 멈춤과 움직임을 반복하기 때문이다. 읽기위해선 집중력과 주의력도 요구되지만, TV 시청은 이런 능력을 약화시킨다. 텔레비전 화면을 보는 동안 아이의 눈은 깜박거리지도, 동공이 확장되지도 않으며, 안구 움직임도 거의 없다. 동공 확장과 시선의 움직임은 하부 뇌인 신경망 활성 시스템(RAS)에서 통합된다. RAS의 역할은 쏟아져 들어오는 무수한 자극 중 내게 중요한 것에만 주의를 기울이게 하는 것이며, 아이의 집중력과 관계가 있다. 따라서 이 부분이 사고하는 뇌인 대뇌의 신피질과 잘 통합되지 않으면 읽기와 사고하기 활동에 문제가 생긴다.

　뇌의 통합이 깨졌는지를 어떻게 알 수 있는가? 오랫동안 TV를 보고 나서 철자를 자꾸 틀린다거나 아무 생각 없이 멍해진다거나 무슨 말을 하던 중인지를 까먹는다거나 피곤하다는 느낌을 가져보았을 것이다. 과학자이자 카이로프락터[18]인 찰스 크레브스(Charles Krebs)는 사람마다 뇌 통합 수준이 다르다고 생각한다. 하지만 뇌 통합 수준이 뛰어난 사람도 스크린에 오래 노출되고 나면 분별력이 떨어질 수 있다고 한다.

　　"뇌 통합능력이 떨어지거나 학습 장애를 가진 아이들이 가장 취약하다. 그런 아이들은 아침에 학교 가기 전 텔레비전 앞에 앉아 있는 경우가 많다. 학교에 가면 그들은 하루 종일 형광등 밑에 앉아 있다. 집에 돌아오면 다시 텔레비전 앞에 앉는다. 이들은 환경적으로 야기된 지속적인 두뇌 분열 상태에 놓여 있는 것이다."[19]

　크레브스는 어떤 뉴질랜드 교사가 자신의 7세 반 아이들에게 텔레비전을 보지 않겠다는 일주일짜리 계약서에 서명을 받았다는 이야기를 들려주었다. 그 선생님과 아이들의 말에 따르면 결과적으로 수업을 더 잘할 수 있게 되었다고 한다.

　감각과 하부 뇌(RAS)의 핵심 특징 중 하나는 시각 자극이 청각 자극, 즉 소리를 압도한다는 것이다. 우리는 본능적으로 눈을 더 신뢰한다. 백 번 듣는 것보다 한 번 보는 것이 낫다는 말은 사실이다. 그러나 그 역은 성립하지 않는다. 일례로 6, 7세 아이들에게 사운드 트랙이 화면의 영상과 잘 맞지 않는 비디오를 보여주었다. 나중에 물어보니 아이들

은 소리와 화면이 어긋났다는 사실을 알아차리지 못했다. 그들이 집중
한 것은 소리가 아니라 그림이었다.

# 귀 기울여 듣지를 못하는 아이
## – 집중력

아이들에게 귀 기울여 듣기를 가르쳐야 하는 경우가 점점 늘고 있다고 말하는 유치원 교사들이 많다. 대부분의 아이들이 이야기 듣기를 좋아하긴 하지만, 주의를 집중할 수 있는 시간은 갈수록 짧아지고 있으며 아예 듣기 자체를 힘들어 하는 아이들도 있다고 한다. 하지만 그렇게 힘들어 하던 아이도 일단 자기 나름의 내면적 몸짓이라 할 수 있는 이야기의 '상'을 만들기 시작하면 잘 들을 수 있게 된다. 상황이 이렇다 보니 요즘 교사들이 아이들의 주의를 끌려면 옛날보다 이야기 기술이 훨씬 좋아야 한다는 하소연이 이해가 된다.

가정에서 일상적으로 라디오, 비디오, 텔레비전 소리가 배경음악처럼 늘 깔려 있는 것이 하나의 원인일 수 있다. 이런 일상적인 소음으로 인해 아이들의 듣기 감각이 둔화된다. 텔레비전은 청각적이기 보다는 시각적이기 때문에 어른들이 아이와 대화를 나누고 이야기를 들려주지 않는다면 아이들의 듣기 감각이 온전히 훈련될 수가 없다. 한 연구에 따르면 25년 전만 해도 보통 사람이 분별할 수 있는 소리가 30만 가지

쯤 되었는데 이제 그 수치는 18만에 불과하다고 한다. 두뇌의 민감성이 눈에 띄게 그리고 꾸준하게 감퇴되고 있다는 증거이다.

언어 치료사인 샐리 왈드(Sally Ward) 박사는 언어 발달 지체로 인해 자신의 치료센터를 다니는 아이들이 갈수록 늘어나는 현상과 "요즘 아이들은 귀 기울여 듣지 못한다." 같은 말에 충격을 받고, 가정에서의 상황을 10년에 걸쳐 총체적으로 조사했다. 맨체스터 주에 사는 1,000명의 아이들을 조사한 결과 유치원에 다니는 아이들 중 듣기나 집중력 문제로 인해 언어 발달이 지체된 아이들 비율이 5명 중 1명이나 된다는 사실을 밝혀냈다. 1984년부터 1990년 사이에 이 수치는 두 배가 되었으며, 이는 아침식사 시간과 낮 시간대까지 방송시간이 연장되었던 시기와 일치한다.

"자신이 근본적으로 청각을 잃었다고 생각하는 심각한 상태의 사람들도 있었다. 그러나 그들은 청각을 잃은 것이 아니라 스위치가 꺼져버린 상태였다. 그들은 들어야할 것을 선택적으로 듣는 능력을 키우지 못했다."[20]

왈드는 텔레비전이 부모 자식 관계를 압도해가는 모습을 지켜보면서, 자신의 연구가 정말 무섭다고 말했다.

"문화 자체가 완전히 바뀌었다. 이제 사람들은 예전처럼 아이들과 대화하거나 교류하지 않는다. 과거에는 가까운 대화를 나눌 때도 예의와 격식을 갖추었다. 이제는 한 줄로 나란히 앉아 텔레비전을 바라볼 뿐이고, 아이들은 불 꺼진 방에 텔레비전만 켜놓고 앉아 있다."[21]

많은 부모들이 아침부터 저녁까지 TV를 켜둔다. '없으면 허전해서' 그리고 아이들이 귀찮게 굴지 못하게. 아이의 일생에 더 없이 중요한 생후 첫 몇 달간, 아기들은 TV 소음 때문에 부모가 말하는 소리를 못 듣기 일쑤다. 게다가 이 시기는 아기들이 부모와 일대일 접촉을 하면서 무의미한 주변 소음과 언어에 담긴 의미 있는 소리를 구별하는 법을 배우기에 가장 중요한 시기이다. 다시 왈드 박사의 말이다.

"아이들은 오로지 텔레비전과 오디오에서 나오는 소리에만 집중하면서 인간의 목소리가 내는 소리는 무시한다. 그 결과 말을 배우는 것이 지체되고 그 외에 다른 사회적, 학습적 문제가 발생한다. 내가 방문했던 가정 중에 TV 두 대가 동시에 켜져 있거나 TV 한 대와 라디오 한 대처럼 다중 음원에서 지속적인 소음이 발생하는 경우가 적지 않았다. 성인은 전면이나 후면에서 들려오는 원치 않는 소음을 차단할 수 있지만 어린 아이들은 그런 능력을 갖고 있지 못하다. 아기들은 배경 소음과 뭔가 큰 차이가 있어야 다른 사람의 말소리에 귀를 기울일 수 있다."

그 연구과정에서 만난 8개월 된 아기들 다수는 자기 이름도, 주스 같은 기본적인 단어도 알아듣지 못했다. 이런 현상은 비단 이 연구가 처음 행해졌던 맨체스터 도심에만 국한된 것도 아니다. 왈드는 갈수록 많은 중산층 부모들이 디지털 미디어가 자기 가정을 점령하도록 허용한다는 것을 알게 되었다.

"요즘 텔레비전은 베이비시터 대용으로 쓰이며, 특히 유모들에게 아이

104

양육을 맡길 경우 더하다. 중산층 가정 아이들 중 일부는 텔레비전과 비디오 시청 시간이 지나치게 많다. 이들은 현란한 색과 번쩍이는 불빛에서 눈을 떼지 못하며, 스크린에 못 박힌 듯 붙어 있다. 이 아이들의 관심을 장난감 쪽으로 돌리기는 아주 어려웠다."[22]

어떤 아이들은 2살이 되었는데도 할 수 있는 말이 거의 없었다. 2살 반 된 아이들이었는데 말 그대로 단어를 이해할 수 있는 능력이 전무했다. 꿀꺽거리는 소리 외에는 아무 말도 못하는 경우도 있었다.

월드는 이들을 너무 이른 나이에 텔레비전에 지나치게 노출된 경우로 분류했다. 듣고, 배우고, 대화를 주고받고, 상대방의 표정을 읽고, 상대방이 끝까지 말하기를 기다린 뒤 말하는 능력 역시 손상되었다. 월드는 한 아이의 예를 들었다.

"그 아이는 방으로 들어와서는 당신 곁을 그대로 스쳐지나간다. 장난감 상자를 바닥에 놓아두어도 본체만체 지나치고, 목적 없이 이리저리 방황하며, 그 누구도, 그 어떤 것도 보지 않는다."[23]

관찰 능력 역시 텔레비전 시청으로 증진되진 않는다. 아이들이 꽃과 동물, 새를 볼 수 있도록 도와주어야 한다. 내가 만나본 많은 유치원, 저학년 교사들은 TV 시청시간이 중상 정도인 아이들이 감각으로부터 '위축되는' 현상을 관찰했다. 이들에게 '모래 한 알 속에서 세상을 볼 수 있는' 힘을 일깨우기 위해서는 치유적인 교육이 필요하다.

# 산만한 아이
## – 움직임과 균형 감각

　나이 많은 교사들 중에는 아이들의 자세와 움직임, 사지의 조절능력, 그리고 앉는 모습을 보고 TV를 보는 아이들과 안 보는 아이들을 구별해낼 수 있는 사람들도 있다. 특수교육 상담사로 일하는 오드리 맥앨런(Audrey McAllen)은 운동능력과 텔레비전의 관계에 관해 다음과 같은 글을 썼다.

　"학습 장애를 가진 아이들을 오랫동안 치료하면서 나는 요즘 아이들에게 손과 사지의 상호작용이 얼마나 단절되었는지를 볼 수 있었다. 이들은 발밑으로 공을 던질 수 있는 높이만큼 다리 들어올리기를 귀찮아하고, 손과 허벅지가 부딪친다. 왼쪽 다리를 오른쪽보다 더 무겁게 느끼고 들어올리기 힘들어한다. 전 학급을 대상으로 학습 장애 검사를 하다 보면 무거운 사지 증상을 아주 흔하게 볼 수 있다."[24]

　TV를 본 후에 이 사지 무거움 증상을 직접 경험할 수 있다. 요즘 성인을 위한 요가 교실이 그렇게 인기 있는 이유도 어쩌면 이 때문인지도 모른다. 컴퓨터 작업과 몸을 움직이지 않는 생활 습관으로 인한 부작용을 줄여 보고자 하는 것이다.

애플리(Aeppli)에 따르면[25] '움직임을 느끼는 인간의 감각, 즉 운동 감각'은 아주 정교하게 작동하며, 신체에서 일어나는 지극히 섬세한 움직임까지도 감지할 수 있다. 사실상 몸을 움직이며 만들어내는 모든 동작은 의지의 표현이다. 운동 감각은 우리에게 여기 이곳에 있을 이유가 있다는 느낌, 이곳에서 저곳으로 가고 싶다는 욕구에서 출발한 목적의식을 갖게 한다. 운동 감각은 근육을 통해 우리가 가만히 있는지 움직이고 있는지, 우리 몸이 공간 속 어디에 위치해 있는지를 인식할 수 있게 해준다. 어린 아이들은 주위환경 속에서 일어나는 움직임을 부지불식간에 모방하며, 기계가 만드는 전자적인 움직임에도 공명한다. 걷기, 양손의 사용능력, 신체 협응 능력 모두가 운동 감각과 관련되어 있다.

그러므로 가만히 앉아서 사용하는 TV나 컴퓨터로 인해 움직임이 부족해지면 근본적인 차원에서부터 문제가 생기게 된다는 것은 그리 놀라운 일이 아니다. 소위 '주의력 결핍 장애'라고 불리는 과잉행동이나 글자가 시야에서 위아래로 제멋대로 움직이는 난독증에 대해 생각해 보라. 해리 래빈슨(Harry Levinson) 박사는 이런 종류의 난독증과 과잉행동에 대해 알약 형태의 멀미약을 처방한다. 그 아이들이 일종의 '멀미'를 앓고 있다고 생각하기 때문이다. 이 약을 복용하고 나면 읽기 능력이 뚜렷하게 상승하는데, 이유는 흐트러졌던 운동 감각이 안정을 찾았기 때문이다.[26]

전자기장을 연구하는 물리학자 앨런 홀(Alan Hall)은 컴퓨터와 텔레비전에서 방출되는 빠른 진동수의 저주파 전자기장의 영향에 주목했다.

"TV와의 거리가 60cm나 45cm 이내로 가까워지면 근육이 약간 굳어지는 것을 느낄 수 있고, 시간이 지나면 전자 스트레스(electro stress)를 느끼게 된다."

앨런 박사는 그 미묘한 진동이 어린이들의 균형 감각과 운동 감각에 어떤 영향을 미칠지 생각해 보고, 직접 몸으로 경험해 볼 것을 권한다.[27]

TV 시청은 균형 감각에도 영향을 미친다. 어른들이 삶에서 균형을 찾고 싶다는 말을 얼마나 많이들 하는가! 균형의 중심은 내이(內耳)에 있으며, 지구가 당기는 힘인 중력을 감지한다. 균형 감각으로 인해 우리는 직립을 할 수 있다. 이는 우리에게 확실한 신체적인 기준점을 주며, 내적인 평온함과 공간 속에서의 안정감을 준다. 이런 맥락에서 오늘날의 어지럽도록 빠른 삶의 속도와 그것이 우리의 균형감을 어떻게 무너뜨릴 수 있는지에 대해 생각해 보라.

균형 능력의 획득은 직립과 더불어 아기들이 성취해야 할 아주 중대한 과제이며, 이를 통해 아이는 세상 속에서 독립된 존재로서 자유롭게 움직일 수 있는 능력을 갖게 된다. 세릴 샌더스(Cheryl Sanders)는 TV 시청 등의 활동으로 인해 야기되는 균형 장애가 아이들에게 끔찍한 결과를 가져올 수 있다고 강조한다.

"균형이 깨지면 제자리에서 10–12번쯤 빙빙 돌고 난 다음 똑바로 서려고 할 때 느끼는 현기증과 위장 무력감을 느끼게 된다. 뭔가를 읽거나 쓰려고 할 때마다 이런 기분을 느낀다고 상상해 보라. 그 느낌이 아주 미묘해서 뭐라 꼬집어 말할 수는 없는 상태지만, 학교에 가기만 하면 속이 울렁거린다면? 다른 아이들과 함께 놀이를 하려고 해도 신체 협응 능력이 부족해서 문제가 생기고, 심지어는 운동장에서 그냥 좀 뛰기만 해도 아이들이 손가락질하고 비웃어댄다면 어떨까?"[28]

Set Free Childhood

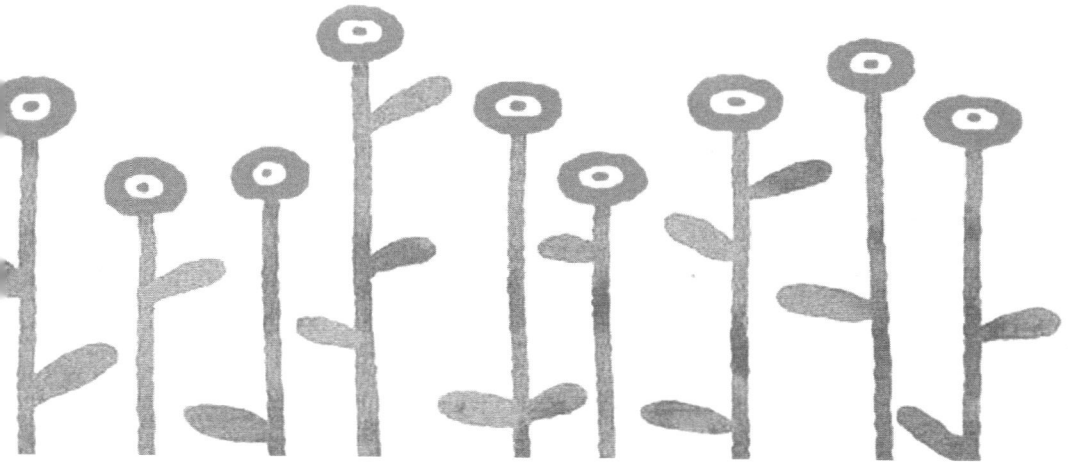

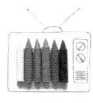

Chapter 5

# 건강 문제,
# 몸의 균형을 뒤흔드는 TV

텔레비전의 강한 빛이 건강에 미치는 영향 / 통증까지 유발하는 전자파 방사선 / 시한폭탄 같은 반복사용 긴장성 손상(RSI)과 근골격계 부상 / Tip 컴퓨터 세대를 기다리는 빠근하고 쑤시는 인생 / 카우치 포테이토와 아동 비만 / Tip TV도 보고 싶고, 건강도 지키고 싶다면!

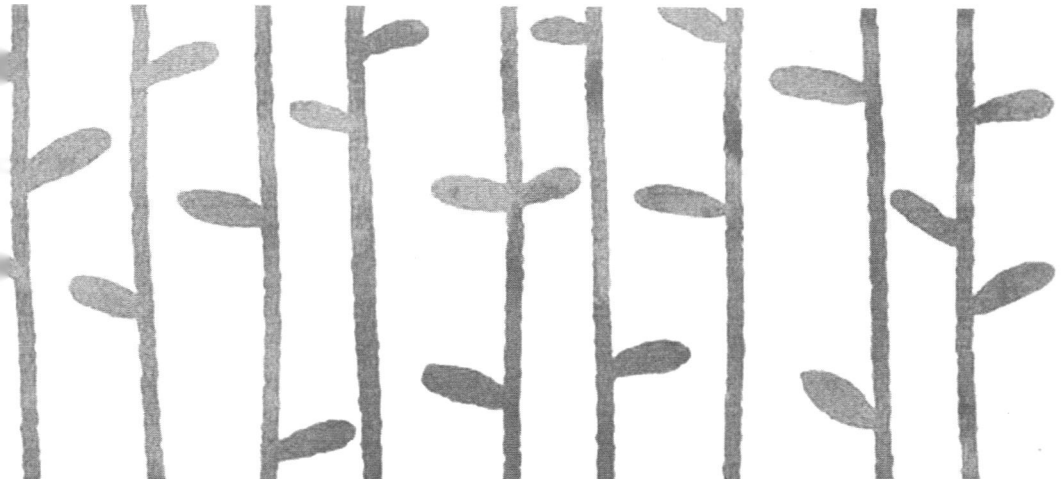

# 텔레비전의 강한 빛이
# 건강에 미치는 영향

5장에서는 신체적 건강에 문제를 일으킬 수 있는 다른 두 가지 원인에 대해 살펴볼 것이다. 하나는 텔레비전에서 나오는 강한 빛이고, 다른 하나는 컴퓨터 사용으로 인한 다양한 근육 및 골격계 손상인 반복사용 긴장성 부상(RSI) 등이다.

빛이 우리에게 미치는 영향은 참으로 지대하기 때문에 많은 학자들은 빛과 건강과의 관계에 대해 다각도로 연구해왔다. 러시아나 스칸디나비아처럼 북반구에 위치한 나라에 사는 사람들은 계절성 우울증(SAD : Seasonal Affective Disorder)을 많이 앓는다. 이들은 겨울이면 우울한 기분에 시달리는 사람들을 돕기 위해 태양광에 가까운 인공조명 시스템을 개발해왔다. 그렇다면 TV 화면의 빛은 영유아와 어린 아이들에게 어떤 영향을 줄까?

아이들은 빛에 아주 민감하다. 게다가 영유아는 온몸으로 세상을 느끼고 맛보고 만지는 일종의 감각기관 같은 존재들이다. 걸음마하는 아기는 자기가 좋아하는 대상을 보면 그 기쁨을 온몸으로 표현한다. 젖먹

이 아기는 엄마 젖을 먹을 때의 그 따스함과 기분 좋은 느낌을 '온몸의 솜털까지' 동원해 음미하기도 하고, 몸 전체를 울려 소리를 내기도 한다. 아기가 세상에서 처음 만나는 경험 중 하나가 바로 빛에 대한 경험, 그리고 그 빛이 온몸을 포근하게 감싸주는 느낌에 대한 경험이다.

음식은 신진대사 기관에 영양을 주고 공기는 산소로 허파에 영양을 공급하듯이, 빛은 사람들의 양식이다. 아기들은 빛을, 특히 태양빛을 필요로 한다. 아기들에게 빛은 건강하게 잘 자라게 해주는 일종의 '양식'이다. 황달에 걸린 신생아가 병실의 어두운 구석자리보다 창문 옆에 있을 때 훨씬 빨리 회복하더라는 경험을 통해 햇빛의 자양효과가 세상에 알려졌다. 이제 광선치료는 신생아 황달에 효과 좋은 치료법으로 보편화되었다. 태양빛이든 청색광이든 아니면 적당한 수준의 '전 파장 백색광'이든 모든 빛은 비정상적인 빌리루빈 수치를 효과적으로 떨어뜨린다.

신생아 구루병은 햇빛의 도움을 받아 피부에서 생성되는 비타민 D 결핍으로 인해 발생한다. 과거 이 병은 산업화된 지역에서 주로 발생하곤 했다. 심한 대기 오염으로 햇빛이 상당 부분 차단되었기 때문이다. 이 병의 치료법 중 하나는 신생아를 밖으로 데리고 나가 햇빛을 쬐어주는 것이다.

아기에게 있어 '빛 환경'은 더할 나위 없이 중요하며 신경 써서 관리해주어야 한다. 프레드릭 르부아예(Frederic Leboyer) 박사는 출산 과정 중에는 조명을 어둑하게 해주는 것이 좋고 갓 태어난 아기는 강한 빛이 닿지 않도록 보호해 주는 게 좋다고 권한다. 생후 몇 주 동안은 아기가 자는 방을 어둡게 하다가 서서히 햇빛과 인공조명을 접하게 해주

113

어야 한다. 이렇게 해야 아기들의 민감하고 연약한 눈이 여유를 갖고 빛에 적응할 수 있다.

르부아예 박사는 갓 태어난 아기의 미성숙한 감각이 얼마나 예민하고 순수한지, 그리고 그 감각을 통한 경험이 얼마나 강렬한지를 강조한다. 신생아 시기의 지각능력은 성인의 감각과는 비교도 할 수 없을 만큼 민감하다. 다음은 박사의 글이다.

"아기들이 빛에 대해 갖는 애정과 갈증은 식물이나 꽃에 버금간다. 아기는 빛을 간절히 원하며, 빛에 흠뻑 취한다. 그 욕구가 너무나도 강하기 때문에 오히려 빛을 더디 주어야 하며 항상 조심하고 주의해야 한다. 아기들은 엄마 뱃속에 있는 동안에도 빛을 감지할 수 있을 정도로 빛에 민감하다. 임신 6개월이 넘은 사람이 햇빛 아래에서 배를 드러내면 뱃속의 아기에게는 그 빛이 금빛 안개처럼 보인다. 이는 빛에 극도로 민감한 작은 생명체를 어두운 동굴 밖으로 갑자기 밀어내는 것과 같으며, 아기의 눈에는 빛이 홍수처럼 쏟아져 들어온다. 당연히 아기는 비명을 지른다. 아기를 고통에 몸부림치게 만드는 것이 목적이었다면 이보다 더 손쉬운 방법은 없을 것이다. 가련한 아기는 눈을 질끈 감는다. 하지만 그 투명하리만치 얇은 눈꺼풀이 얼마나 가려줄 수 있겠는가? 우리가 알아야할 진실은 신생아는 장님이 아니지만 눈을 뜰 수 없을 만큼 강한 빛 앞에서는 눈을 뜨지 못한다는 것이다."[1]

광(光) 생물학자인 존 오트(John Ott) 박사는 인공조명을 과도하게 받을 때 우리 신체에 어떤 일이 생기는지를 연구했다. TV에서 방출되

는 전자파 방사선인 X선 수치가 대폭 줄어들게 된 데는 그의 연구가 큰 역할을 했다.[2]

텔레비전의 빛은 화면 뒤에 있는 음극선 총에서 사출되어 우리 눈으로 들어온다. 이때 전자의 가속을 위해 컬러 TV에는 25kv(kilovolt)의 전압이, 흑백 TV에는 18kv의 전압이 사용된다. 전자총에서 발사된 전자빔이 스크린에 있는 발광물질인 형광 점에 부딪쳐 내는 빛이 우리 눈에 보이는 것이다. 우리는 빛을 내는 스크린을 보고 있다고 생각하지만 사실은 이 유도광선이 시청자의 눈 속으로 발사되는 것이다.

이런 빛은 우리 신체에 분명하면서도 구체적인 영향을 준다. 망막에 빛 자극이 들어오면 한편에서는 그 자극을 이미지로 전환해서 뇌로 전달한다. 동시에 빛줄기는 생화학적 통로를 거쳐 뇌의 송과선과 뇌하수체로, 다시 내분비 시스템 속으로 투과된다. 빛은 이렇게 생화학적으로 우리 신체에 '양분을 공급한다.' 이 과정은 광합성을 통해 빛에서 직접 에너지를 얻는 식물의 그것과 다르지 않다. 아기들은 오랜 시간에 걸쳐 서서히 밤낮의 순환에 잠과 깸의 리듬을 맞춰간다.

주로 접하는 광원이 자연조명에서 인공조명으로 바뀌게 되면 영양실조처럼 '빛 실조'에 걸리게 된다. 우리는 백열등, 형광등 그리고 텔레비전 빛을 '과다 섭취'하는 한편, 자연 빛에는 '굶주리고' 있다. 빛 실조에 걸리면 무기력함, 질병에 대한 저항력 감소, 과잉행동 등의 증상이 나타날 수 있으며, 공격적인 행동, 심장 질환 및 암의 원인이 되기도 한다.[3]

오트 박사는 '왜 아이들이 피곤해 하는가'라는 기사를 읽고 텔레비전에서 방출되는 전자파 방사선과 빛의 영향에 관심을 갖게 되었다.[4] 두

명의 공군 소속 의사들은 30명의 아이들에게서 공통적으로 발생했던 두통, 신경과민, 불규칙한 수면 패턴, 구토, 계속되는 피로 증상이 TV 시청과 관계되어 있음을 밝혀냈다. 그 아이들은 주중에는 하루 3-6시간, 주말에는 6-10시간가량 TV를 시청하고 있었다.

의사들은 TV 시청을 중단하라고 조언했고, 그 말을 따랐던 12명의 아이들에게서는 그런 증상들이 단 3주 만에 자취를 감췄다. 18명의 아이들은 시청시간을 하루 2시간으로 줄였고, 5-6주 안에 증상이 서서히 사라졌다. 처음 며칠간만 엄격하게 시청시간을 조절하다가 곧 흐지부지해졌던 11명의 아이들은 결국 이전 습관으로 돌아갔고 앞서의 증상들도 전부 돌아왔다.[5]

이런 증상들이 텔레비전에서 방출되는 전자파 때문이라는 가설을 입증하기 위해 오트 박사는 컬러 TV 화면의 절반을, 가시광선을 모두 차단하는 검은 인화지로 가리고 그 앞에 콩을 세 알씩 심은 화분 6개를 놓았다. 나머지 절반의 화면은 납으로 완전히 차단한 뒤 그 앞에도 화분 6개를 놓고, 실험대조군으로 15m 떨어진 곳에도 6개의 화분을 놓았다.

3주가 지나자 납으로 차단해둔 쪽 화분과 바깥에 놔둔 화분의 콩은 정상적으로 성장해서 키가 15cm 정도 되었다. 반면 전자파를 받는 곳에 놔둔 화분은 과도한 성장세를 보이며 80cm까지 가늘고 길게 자랐다. 잎의 크기도 외부에서 자란 콩과 납 차단막으로 보호한 콩 잎에 비해 2.5-3배나 컸다.

쥐를 대상으로도 유사한 실험을 했다. 검은 인화지로 가린 화면 앞에 놔둔 쥐들만 실험 시작 후 3일에서 10일 이내에는 과잉행동과 공격성이 계속 증가하더니 차츰 무기력해지는 모습을 보였다. 30일째가 되자 완전히 늘어져버려서 외부 자극이 와야 간신히 꼼지락거리는 지경이 되었다. 납 차단막 뒤에 있던 쥐들에게서도 비정상적인 행동이 나타났지만 훨씬 강도가 약했고 발현되기까지 걸린 시간도 길었다.

이런 맥락에서 오트 박사의 연구 중 가장 중요한 것은 형광등 빛에 대한 부분일 것이다. 브라운관 방식의 스크린에서 나오는 빛은 형광등이기 때문이다. 그는 광원의 종류에 따라 식물체 내에서 세포 대사 작용을 하는 엽록체의 움직임에 뚜렷한 차이가 생긴다는 사실을 밝혀냈다. 햇빛 아래 있을 때는 리드미컬한 패턴으로 움직였지만, 형광등 불빛에서는 그 패턴이 전혀 다른 모습으로 바뀌었다.

다음 단계의 실험은 인위적으로 암 발병률을 높인 쥐를 여러 종류의 광원 아래서 사육하는 것이었다. 쥐 300마리를 대상으로 실험을 진행했고, 분홍색 형광등 밑에서 자란 쥐의 생존율은 61%, 백색 형광등 밑에서는 94%, 전 파장 형광등 밑에서는 88%, 그리고 보통의 햇빛 아래서는 97%의 생존율을 보였다.

신생아 황달과 구루병 치료에 빛이 효과적이라는 것은 널리 알려졌지만, 브라운관에서 나오는 빛이 사람들에게 어떤 영향을 주는가에 대한 실험은 별로 행해진 게 없다. MIT 공대의 리처드 J. 우르트만 박사(Dr. Richard J. Wurtman)는 〈사이언티픽 아메리칸Scientific American〉 지에 인공조명의 영향에 관한 논문을 발표했다. 조명의 스펙트럼이 신체에 미치는 영향이 지대하다는 오트 박사의 의견에 동의하면서 우르트만 교수는 논문의 결론에서 이렇게 말했다.

"처음에는 백열등, 이제는 형광등이라는 인공조명을 구입하면서 사람들은 저도 모르게 인공조명 환경이 인간 건강에 어떤 영향을 미치는가에 대한 장기 실험대상이 되어 왔고, 정부와 기업은 이를 묵인 혹은 조장하면서 각기 나름의 잇속을 챙겨 왔다. 어쩌면 지금까진 운이 좋아서 그 실험에서 별다르게 치명적인 결과가 나타나지 않았는지도 모른다."[6]

텔레비전 조명도 아이들 건강에 해로울까? 어린 아이들이 얼마나 빛에 민감한지를 생각해 보면 형광등이나 TV 조명에 노출되는 것을 엄격하게 제한해야 한다. 영유아들에게 햇빛보다 더 좋은 빛은 없다.

# 통증까지 유발하는
# 전자파 방사선

　모니터 기술의 발달과 함께 전자파 보호 기준도 계속 높아졌지만, 그런 조치에도 불구하고 오트 박사는 모니터에서 방출되는 낮은 수위의 전자파 방사선도 분명 어떤 영향을 미치지만, 단지 그 손상이 육안으로 확인되지 않았을 뿐이라고 말한다. 전자파 방사선(EMR : Electromagnetic radiation)은 전자 제품과 전선, 송전선에서 방출되는 방사선을 말한다. 가전제품의 전원을 켤 때마다 당신에게로 전자파가 흘러들어간다. 흔히 전자파는 건강에 큰 문제가 되지 않는다고 여기지만, 학자들에 따라선 낮은 수위의 자기장도 신체와 두뇌에 스트레스를 준다고 생각하기도 한다. 미국 방사선방호측정 심의회(NCRP : US National Council on Radiation Protection and Measurements)는 "아주 낮은 수준의 전자파 노출도 확연히 드러나지는 않지만 장기간에 걸쳐 인간 건강에 해를 끼친다는 것을 입증하는 충격적이면서도 강력한 증거가 많이 있다."라며 우려를 표했다.[7]

　오랫동안 TV나 컴퓨터 작업을 했을 때 사람들이 피곤함을 느끼는 이유 중 하나는 전자파 방사선이 계속해서 흘러들어오기 때문이며, 많은 사람들이 TV를 보다가 잠이 드는 이유이기도 하다. 전자파에 노출되면 사람들은 어쩐지 멍해지고, 뇌는 그 스트레스를 피하고자 잠을 청하는 것이다.

하지만 이 또한 사람마다 다르다. 전자파에 아주 민감한 사람들은 통증까지 느끼기도 한다. TV를 보면 몸이 너무 아파서 거울을 많이 걸어 놓고 다른 방에서 거울에 비친 화면을 봐야 비로소 편안하게 시청할 수 있는 사람도 있었다.

전자파에 대한 반응은 그 편차가 너무 커서 이렇게 신체적 통증을 느끼는 사람부터 아무것도 느끼지 못하는 사람들까지 있다. 본인이 어떤 경우에 해당하는지 알고 싶으면 TV나 컴퓨터와의 거리를 점점 좁히면서 그때마다 몸이 어떤 반응을 보이는지를 주의 깊게 살펴보라. 몸의 느낌에만 주의를 집중하라. 컴퓨터를 가지고 이 테스트를 해봤을 때, 필자는 컴퓨터와의 거리가 60cm 이내가 되자 근육이 살짝 긴장되는 것을 느꼈다. 컴퓨터 작업을 하면 항상 몸이 긴장된다고 말하는 사람들도 있다. 물론 여러 가지 다른 이유도 있겠지만 전자파도 그 요인 중 하나일 것이다. 이 또한 사람에 따라 다르긴 하지만, 전자파의 영향을 증명할 수 있는 또 다른 방법 중에는 운동역학(kinesiology)이라고 하는 근육 테스트를 이용하는 것도 있다. 전자파의 유해성을 '전자 스트레스'라고 명명한 찰스 크레브스(Charles Krebs) 박사가 제안하는 방법이다. 그는 전자파가 뇌의 통합능력과 에너지 균형을 떨어뜨린다고 말한다.

"뇌의 통합능력이 좋고 신체가 활기차고 조화롭다면 전자기파 파동에 저항할 수 있는 힘이 강할 것이다. 하지만 뇌의 통합능력이 부족한 상태에서 전자기파 에너지가 계속해서 유입된다면 만성피로 등의 생리적 문제를 비롯해 정신 착란까지 일어날 수 있다. 뇌의 통합능력이 좋은 사람들의 경우에도 이런 자기장에 오래 노출되면 정신 기능 쇠약과 피로 등의 증상이 나타날 수 있다."[8]

뇌 통합능력이 떨어졌을 때 생기는 증상 중에는 철자를 자꾸 틀린다거나, 쓰고 있던 글의 맥락을 잊어버린다거나, 자꾸 피곤해 하는 것 등이 있다.

크레브스는 현실적으로 형광등 조명, TV, 컴퓨터를 피하기가 어렵다는 것을 강조한다. 이런 전자기파의 맹공 앞에서 뇌의 통합능력을 유지하려면 보호 조치를 충분히 취하고 운동 역학이나 뇌 운동을 이용해서 신체 에너지 시스템의 균형을 유지시켜야 한다고 제안한다.[9] Chapter 11 '컴퓨터를 안전하게 사용하기 위한 쓸 만한 조언들'을 참조하라. 알레르기 유발 요인에 대해 사람마다 반응이 사뭇 다르듯 전자파에 대한 반응도 마찬가지이다. 전자기파에 민감한 사람들은 일상적인 수위의 노출에도 영향을 받는다.

# 시한폭탄 같은 반복사용 긴장성 손상(RSI)과 근골격계 부상

요즘 많은 학교에서 컴퓨터 사용이 확대되고 있으며, 심지어 영유아들을 위한 보육시설도 사정은 비슷하다. 학생들이 하루 3시간 이상, 일주일에 16시간을 컴퓨터 앞에서 보낸다는 연구 결과도 있다. 성인들에게 RSI[11]나 손목터널 증후군[12]이 많이 발생하면서 직장에서의 작업 안전 및 보건 교육이 강화되고, 사무기기와 사무환경이 인체공학적으로 바뀌게 되었다. 하지만 학교와 가정에서는 이런 조치를 소홀히 여기는 경우가 많다.

"어린이들에게 생긴 반복사용 긴장성 손상이란 언제 터질지 모르는 시한폭탄 같은 것입니다." (마짓 블리커(Margit Bleeker) 박사[13])

사례를 보자. 14세인 샬롯 쿡은 4년 전 학교 숙제 때문에 컴퓨터를 사용하기 시작하면서 목에 심한 통증을 겪게 되었다. 매일 밤 숙제를 하느라 한 시간 이상 자판을 두드리고 주말에는 4시간까지 컴퓨터 앞에 앉아 있기도 한다. 학교에서도 인터넷에서 자료를 찾기 위해 컴퓨터를 사용한다. 샬롯은 통증을 다스리기 위해 3개월에 한 번씩 카이로프락틱 의사를 찾아가 치료를 받는다. 가끔씩 너무 아파서 학교를 결석하는 날이 있기도 하다. 영국에 사는 샬롯은 이렇게 말했다.

"분량이 많은 숙제를 한 다음에는 목이랑 등 위쪽, 어깨 사이가 많이 아파요. 앉는 자세에도 신경을 써야 하지만 숙제 때문에 정신이 팔려서 자꾸 잊어버리게 돼요."(B 마시(Marsh)와 J 밀즈(Mills), Daily Mail, 2000년 11월 28일)

자판을 두드리거나 마우스를 클릭하면서 동일한 소근육 운동을 계속 반복하다 보면 아직 연약하고 민감한 어린 손과 힘줄, 근육, 신경, 뼈에 무리가 간다. 사실 어린 아이들에게 있어 컴퓨터는 그 작은 몸을 꼼짝 못하게 묶어 놓는 구속복 같은 것이다. 스크린 앞에 가만히 앉아 있는 것은 끊임없이 움직이고자 하는 어린이의 본성에 어긋나는 일이다. 호주 커틴 대학의 레온 스트레이커(Leon Straker) 박사는 이렇게 말했다.

"이 아이들은 뼈와 근육이 한참 자라는 어린 시절부터 컴퓨터를 사용해 온 첫 번째 세대입니다. 우리가 컴퓨터를 안전하게 사용하는 법을 빨리 깨우치지 못한다면 앞으로 컴퓨터 사용으로 인해 불구가 된 아이들을 무수히 만나게 될 겁니다."[14]

호주는 영국보다 훨씬 일찍부터 학교에서 컴퓨터를 보편적으로 사용해왔다. 이제 그로 인한 문제가 하나 둘 드러나고 있다. 스트레이커 박사의 연구에서 밝혀낸 바에 따르면 10세 아이들조차 만성적인 RSI 통증을 겪고 있다. 그가 조사한 아이들의 컴퓨터 사용시간은 하루 3시간 이상이었고, 목, 등, 어깨와 머리에 통증이 있었다. 그는 키보드를 사용하는 아이들 60%에게서 문제점을 발견했다.

노트북 컴퓨터는 데스크톱보다 근골격계 부상 위험이 더 높다고 코넬 대학의 앨런 헤지(Allen Hedge) 교수는 말한다. 노트북은 모니터와 키보드가 붙어 있기 때문에 늘 들고 다니는 과정에서 그 무게로 인해 자세 불량이나 근육 긴장이 생길 수 있다. 또 사용할 때 자세를 키보드에 맞추면 모니터 위치가 너무 낮아 목에 무리가 오거나 키보드가 너무 높아서 손목에 무리가 오게 된다. 큰 아이들이 노트북을 사용하는 경우에도 20분마다 휴식을 취하고, 노트북이건 데스크톱이건 어느 모니터 앞에서도 절대 45분 이상을 앉아 있지 말라고 조언한다.

# 컴퓨터 세대를 기다리는
# 뼈근하고 쑤시는 인생

3명 중 1명의 아이들은 컴퓨터 앞에서 보낸 시간으로 인해 영구적이고 고통스런 부상을 입게 될 거라고 전문가들은 경고한다. 그들은 앉았다 하면 몇 시간씩 스크린 앞에서 자판을 두드리고 마우스를 클릭하는 젊은이들 사이에서 RSI가 전염병처럼 번져가는 세태에 우려를 금치 못한다. 발표된 연구에 따르면 11-14세 아이들 36%가 심각한 진행성 허리통증을 앓고 있다고 한다. 지금껏 아이들에게 발생할 수 있는 문제를 연구하는 데 크게 주의를 기울이지 않았다. 오늘날의 아이들은 근육과 뼈가 아직 성장 중이던 어린 나이부터 컴퓨터를 사용해 온 최초의 세대다.

서레이 대학 산하 건강 경제학 로벤슨 센터의 피터 버클(Peter Buckle) 교수는 2,000명의 아이들을 대상으로 진행했던 연구 결과를 심각한 경각심을 불러일으키는 결과라고 말했다.

연구 결과에 따르면 학교생활 중 허리통증을 호소하는 아이들은 그 통증이 평생 지속될 확률이 아주 높으며, 아이들이 가정과 학교에서 성인에게 적합하도록 제작된 컴퓨터 관련 장비들을 사용해야 하는 것도 문제의 원인 중 하나라고 연구 발표회에서 말했다. 대부분의 부모는 아이들이 고개를 비틀고 손목은 있는 대로 뻗은 자세로 허리를 제대로 받치지 않은 채 오랫동안 앉아 있는 것이 어떤 문제를 일으킬지 모르는 것 같다. 교수는 학교 교실에 대해 보건 안전 평가를 해야 한다고 제안했다. 부모들은 아이들이 가정에서 컴퓨터를 사용할 때 잘 지켜보아야 하며, 정기적으로 운동을 시키고 바른 자세로 앉게 해줘야 한다고 조언한다. (팀 우톤(Tim Utton), 과학 기자, Daily Mail, 2002년 9월 10일)

오늘날의 아이들은 평생을 허리 통증과 함께 살아가야 한다. 컴퓨터 앞에 몇 시간씩 앉아 있거나 무거운 책가방을 들고 다니는 생활습관이 아이들에게 평생 따라다닐 고질적인 허리 통증을 안겨주고 있다는 영국 카이로프락틱 협회의 연구 결과가 발표되었다. 협회는 현대 아이들에게서 관절과 허리 통증이 발병할 위험이 그 어느 때보다 높다고 말한다.

약 38%의 부모는 자신의 자녀가 게임이나 다른 용도로 대략 일주일에 5시간 이상 컴퓨터를 사용한다고 말했다. 컴퓨터 사용은 한 번에 40분을 넘지 않도록 제한해주어야 하며, 사용하는 동안 척추를 바르게 지지해줄 수 있는 편한 의자에 바른 자세로 앉게 해야 한다. 아이들의 상태가 이제는 너무 심각한 지경에 이르렀기 때문에 정기적으로 치과 검진을 받으러 가듯이 습관삼아 척추 검사를 해주어야 한다고 영국 카이로프락틱 협회는 말했다. 협회 소속의 팀 허치풀(Tim Hutchful)은 "아이들은 뼈가 아직 무르고 자라는 중이기 때문에 이때 잘못하면 나이 들어 조금만 잘못해도 척추질환으로 고생할 수 있습니다. 우리 연구를 보면 부모들이 얼마나 걱정하고 있는가가 확연히 드러납니다."

〈영국 의학 저널^British Medical Journal〉에 실린 핀란드 의사들의 연구를 보면 1991년부터 2001년 사이에 청소년들의 목이나 어깨, 허리 통증 발생 수치가 놀랄 만큼 증가했음을 알 수 있다. 자료에 따르면 여자 아이 들만 봤을 때 14세의 24%, 16세의 38%, 그리고 18세의 45%가 등 윗 부분과 어깨 쪽에 문제가 있었다. 대학 소속 의사들은 컴퓨터 사용이 증가한 탓이라고 주장했다. (팀 우톤, 과학 기자, Daily Mail, 2002년 10월 21일)

# 카우치 포테이토와
# 아동 비만

인류역사상 가장 몸을 안 움직이는 아이들의 세대가 우리 곁에 있다. 이 세대의 아동 비만 수치는 하늘 높은 줄 모르고 올라가고 건강지수는 바닥을 친다. 비만과 함께 어린이 당뇨 위험도 치솟고 있다. 패스트푸드와 설탕 및 지방이 듬뿍 들어간 음식, 운동 부족, 꼼짝 않고 앉아서 하염없이 TV나 컴퓨터를 쳐다보는 생활습관으로 인해 심지어 4세 미만 아이들도 10명 중 1명 꼴로 과체중과 비만이다. 성인 중 1/3도 과체중으로 인해 심장질환, 당뇨, 고혈압에 걸릴 위험을 안고 산다. 하루 4시간 이상 TV를 보는 아이들은 시청시간이 2시간 미만인 아이들에 비해 눈에 띄게 뚱뚱하다.[15]

'카우치 포테이토(Couch Potato)'들의 숫자가 늘면서 질병 발생위험 또한 늘어나자 시급한 대책 마련을 위해 각계에서 분주히 뛰고 있다. 2001년 1월 영국의 올림픽 스타인 스티브 레드그레이브(Steve Redgrave)와 데니스 루이스(Denis Lewis)는 영국 전역의 청소년 클럽 및 학교를 돌아다니며 학생들에게 텔레비전 시청을 줄이고 운동을 많이

할 것을 권유했다. 정부 역시 학생들의 건강 지수를 높이기 위해 방과 후 체육 교육 확대를 위한 조례 제정을 제안했다.

운동부족은 교육과 배움의 질을 떨어뜨린다. 건강한 배움에 절대 빠져서는 안 되는 것이 건강한 움직임이기 때문이다. 움직임은 정신과 몸을 활성화시키며, 새로운 정보를 깊이 받아들이고 우리 것으로 만들게 한다. 아동발달 전문가인 필리스 위카르트(Phyllis Weikart)는 오직 인지 능력 발달에만 매달리면서 아이들의 신체와 움직임에 대한 요구가 간과되는 것에 우려를 표한다. 위카르트는 오늘날 아이들이 하는 신체활동이 1900년대 아이들에 비해 75% 이상 줄었다는 사실을 관찰했다.

"요즘 아이들은 놀이를 하지 않는다. 놀이 과정을 통해 아주 많은 능동적 배움이 일어날 수 있다. 과거에는 다양한 연령의 아이들이 함께 어울려 아주 자연스럽게 바깥 놀이를, 기본적으로 어른의 감시 없이 즐겼다. 이런 놀이를 하면서 아이들은 시각적, 청각적 주의력, 신체 협응 능력을 습득했다. 아이들이 추상적인 학습을 시작하기 전에 이렇게 몸을 이용한 학습이 반드시 선행되어야 한다. 이런 경험을 하지 못하면 추상적인 학습이 이루어지지 않는다. 요즘엔 아이들이 예전처럼 충분히 기어 다니며 주변 세상을 탐색하도록 주변에서 가만히 놔두지 않는다. 우리 아이들은 충분한 신체 협응 활동을 하면서 성장하지 못했다. 그 결과 아이들의 손발이 너무도 서투르다. 아이들에게 있어 몸은 1차적인 배움이 진행되는 장이다. 우리는 그 몸에 충분한 관심을 기울이지 않는다. 다시 말해 우리는 올바른 성장 발달이 이루어질 수 있는 토대를 만들어주지 않고 있다."[16]

아동 발달 전문가들은 손발의 서투름과 학습 장애의 상관관계에 주목하면서, 움직임이 아이들에게 얼마나 중요한 역할을 하는가를 강조한다. 움직임은 신체적, 감각적, 지적 성장을 촉진한다. 신체 움직임이 크게 부족했던 아이들은 개념을 이해하는 능력처럼, 언뜻 보기에는 신체 움직임과 아무 상관없어 보이는 영역의 발달이 차단되거나 지연될 수 있다. "잘 정돈되고 우아하게 움직일 때마다 뇌 전체가 활성화되고 뇌 통합 활동이 일어나면서 배움의 가능성이 자연스럽게 열린다." 칼라 한나포드(Carla Hannaford)[17]의 말이다. 이처럼 우리는 머리로만이 아니라 몸 전체를 이용해서 배운다. "직접 해본 것은 이해한다."[18]는 중국어에도 있는 말이다.[19]

움직임과 배움의 관계를 설명해주는 일화가 있다. 16살의 나이에 루스킨 밀 심화학습 센터(Ruskin Mill Further Education Centre)[20]에 온 로빈 스미스의 이야기다. 로빈의 자세와 체형은 몇 년 동안 게임 보이를 손에서 내려놓지 않고 지낸 탓에 구부정하고 척추가 많이 약해져 있었다. 루스킨 밀의 앵거스 고든(Aonghus Gordon)은 "로빈은 가족에게 버림받은 상처가 너무 커서 그에 대한 방어기제로 컴퓨터 중독에 빠졌다."고 말했다.

"로빈은 자기가 움직이는 가상 세계 속에 산다고 믿고 있었고, 컴퓨터 게임 속에서 접하는 힘차고 과장된 움직임에 완전히 사로잡혀 있었습니다. 자기가 활발하게 움직이고 있다고 믿고 있지만 실제로는 몇 시간씩 컴퓨터 앞에 꼼짝도 않고 앉아서 영웅주의에 사로잡힌 끔찍하고 기괴한 영상과 번쩍이는 조명, 속사포처럼 눈앞에 펼쳐지면서 영혼을 산산조각내고 생명력을 앗아가는 이미지들에서 헤어나지 못하고 있었습니다. 그 결과 좁은 방에 틀어박혀 스크린만 쳐다보던 자세 그대로 구부정해져버린 겁니다."

치료법은? 고든은 다양한 활동으로 로빈의 관심과 의지를 유도하면서 그를 다시 움직이게 했다. 그 중에는 입으로 불어 작품을 만드는 유리 공예도 있었는데 로빈은 이 까다롭고도 섬세한 기술이 요구되는 공예 분야의 장인으로부터 지도를 받았다. 유리 음극선관 앞에 앉아 컴퓨터 게임을 하는 대신, 로빈은 뜨거운 유리에서 뭔가를 만들어내기 위한 섬세한 손과 눈의 협응과 움직임을 배웠고, 다른 사람들을 위해 아름다운 유리 예술작품들을 만들었다. 로빈은 유리를 부는 재주가 아주 뛰어났고 자기 기술을 다른 이들에게 보여주면서 자랑스러워했다. 이 작업은 그에게 카타르시스와 함께 활기를 가져다주었다. 마우스를 이리저리 움직이고 클릭하는 데서 헤어나지 못하던 때와는 완전히 다른 사람이 되었다. 로빈의 이야기는 여기서 그치지 않고, 헌 CRT 모니터에서 유리와 납을 재활용하는 프로젝트에 참여하는 것으로 한층 흥미진진하게 진행되었다.[21]

# TV도 보고 싶고,
# 건강도 지키고 싶다면!

콘센트로 전력을 공급받는 많은 전자 기기가 전자기장으로부터 방사선을 방출한다. 전자파가 암의 발병원인이고, 뇌와 신경 체계에 나쁜 영향을 준다는 우려가 계속 제기되고 있다.

### 건강을 지키는 방법

- 스크린으로부터 2m 이상 떨어져 앉으라. 멀어질수록 거리에 반비례해서 전자파가 줄어든다.
- 텔레비전의 뒤쪽에서는 강한 전자파가 방출된다.
- TV에서는 전원을 켜지 않은 상태에서도 전자파가 나온다. 사용하지 않을 때는 콘센트를 뽑아두라. 전기도 아낄 수 있다.
- 전자파의 영향을 줄여주는 보호 장비도 많이 있다.

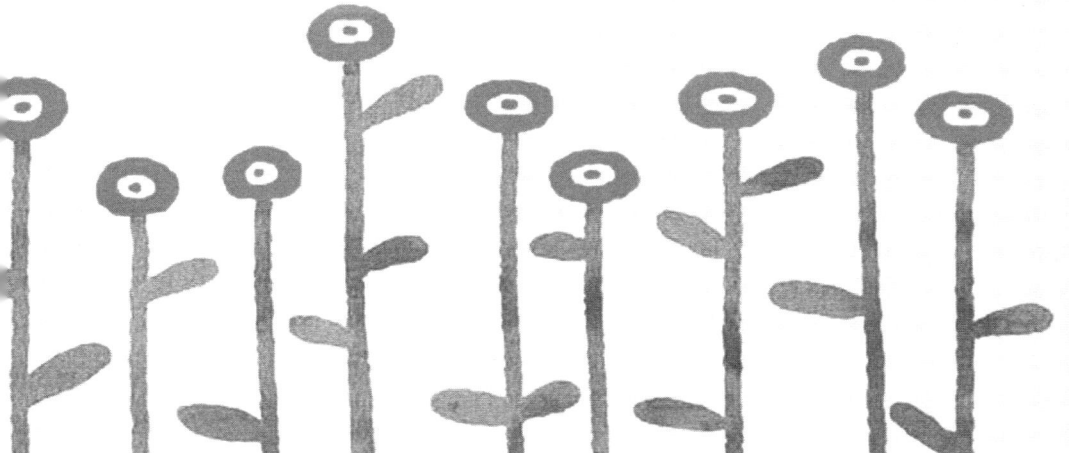

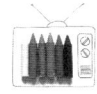

## Chapter 6

# 사회 문제,
# 겁에 질린 부모들과 덫에 걸린 아이들

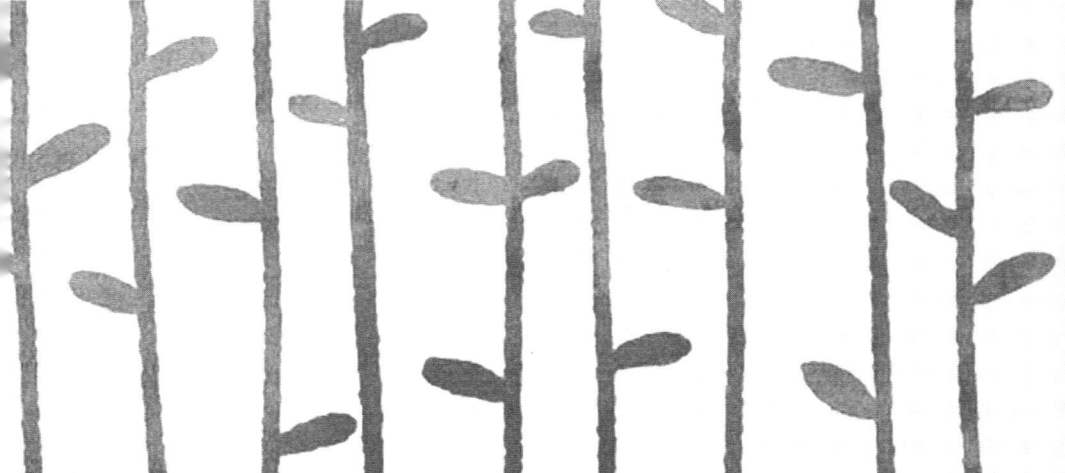

# 겁에 질린 부모들과
# 덫에 걸린 아이들

스크린 문화가 깊이 뿌리 내릴수록 부모 자식 사이의 교류와 진정한 대화의 시간은 줄어간다. 아이들 방에 있는 디지털 미디어의 종류가 늘어갈수록 가전제품과 함께 보내는 시간도 함께 늘어서 이제는 하루 평균 4, 5시간에 육박한다. 부모가 자녀와 보내는 시간이 점점 줄고 얼굴을 맞대고 나누는 대화나 인간적인 만남 또한 감소하고 있다. 한 지붕아래 함께 살고는 있지만 각자 생활하는 비중이 높아지면서 아이들 역시 외톨이 생활을 하고 있다. 집 밖은 아이들에게 언제든지 피해를 입힐 수 있는, '위험하기 짝이 없는' 세상이라 집 앞이나 동네 놀이터에서노는 것도 안전하지 않다는 사람들의 인식도 전자세계 속으로의 은둔을 종용한다.

소니아 리빙스턴 박사는 미디어가 아이들에게 미치는 영향에 대한조사차 많은 영국 가정을 방문했다. 거기서 무엇을 발견했느냐는 질문에 리빙스턴 박사는 고개를 설레설레 저으며 '겁에 질린 부모들과 덫에걸린 아이들'을 보았다고 답했다. 박사는 보고서에서 "아이들은 밖에 나가 노는 얘기를 할 때 가장 눈이 반짝이고 가장 자신감 있어 보였다. 대부분의 아이들에게 정말 심심한 날은 텔레비전 보는 날이었다."고 말했다. 다음은 어떤 부모의 말이다.

"요즘 같은 시대에 11살 아이가 혼자 학교에 걸어간다는 건 상상도 할 수 없는 일이에요. 차라리 제가 직접 데려다주겠어요. 이상한 사람들이 얼마나 많은데요. 아니, 제 말은 몇 년 전만 해도 그런 사람들이 아주 많았다는 거예요. 지금은 좀 줄었을 수도 있죠."[1]

밖에 나가 놀지 못하게 하는 대신 부모는 아이들 방에 디지털 미디어를 종류별로 마련해준다. 리빙스턴 박사는 이렇게 결론을 내렸다.

"외부 세상에 대한 영국인들의 유난스런 불안과 자기 방에 텔레비전을 가진 아이들이 유럽 중 영국에 가장 많다는 사실을 연결시켜 보면, 부모들이 아이들에게 밖에 나가 놀지 못하는 대가로 무엇을 주고 있는지 깨달을 수 있을 것이다."

그 결과 우리 아이들은 친구와 어울리는 경험 대신 디지털 미디어와의 교류를 영혼의 양식 삼아 살고 있다.

## 한 지붕 아래 따로 사는 가족들

로버트 D. 퍼트냄(Robert D. Puttnam)은 갈수록 증가하는 사회적 고립과 공동체적 삶의 쇠퇴 현상을 연구했다. 그는 텔레비전이 사회생활,

관계, 신뢰를 좀먹고 있으며 그로 인해 우리는 '혼자 볼링을 치는' 세상에 살고 있다고 생각한다.[2] 반면 신문 읽기는 사회적 참여활동과 연결된다. 퍼트넘은 TV가 시간 치환[3]이나 '욕망에 눈이 뒤집힌 세상'이라는 개념으로 사회적 관계망을 파괴하고 있으며, 이 때문에 TV를 많이 보는 사람들은 타인에 대해 지극히 냉소적이며 인간 본성에 대해 비관적이고 차가운 시선을 갖게 된다고 말한다. 디지털 미디어에 매달리는 만큼 놀이나 취미활동, 운동, 친구 만나기 등 다른 사람들과 어울리는 시간은 없어진다. 또한 TV가 진짜 폭력을 휘두르진 않더라도 공격적인 성향을 증가시키며 학교 교육의 근간을 훼손한다고 한다. 디지털 미디어에 내포된 위험은 가족과 공동체의 삶을 파편화시킨다는 데 있다.[4]

# 정신질환에 노출된
# 직장인들

〈데일리 텔레그라프<sup>Daily Telegraph</sup>〉지는 2002년 12월 31일, 컴퓨터로 주로 작업을 하는 직장인들에 대해 다음과 같은 기사를 실었다.

하루 다섯 시간을 컴퓨터 앞에서 보내면 우울증과 불면증에 걸릴 위험이 크게 증가한다는 연구 결과가 발표되었다. 25,000명을 대상으로 직장 내 컴퓨터 사용으로 인한 위험 요소를 조사한 결과 컴퓨터 작업 시간이 너무 길 경우 정신 건강을 해칠 수 있다고 한다.

연구에 참여한 학자들은 3년에 걸쳐 컴퓨터 작업이 건강에 미치는 영향을 조사한 후 직장인들이 단말기 앞에서 보내는 시간을 제한할 것을 촉구했다. "이 연구 결과에 따르면 정신 질환이나 수면 장애를 예방하기 위해서는 컴퓨터 사용을 하루 다섯 시간 이내로 제한해야 한다."고 책임 연구원인 일본 치바 대학 테츠야 나카자와(Tetsuya Nakazawa) 박사는 말했다.

〈미 산업의학 저널<sup>American Journal of Industrial Medicine</sup>〉에 발표된 연구 결과를 보면 근로자의 컴퓨터 사용 시간이 한계인 하루 다섯 시간 이상을 초과하면 심리 장애 위험이 급증한다. MIT 공대 캐리 쿠퍼(Cary Cooper) 교수는 컴퓨터 작업으로 인한 정신 질환 문제가 늘어가고 있는 데 우려를 표했다.

# TV, 게임 중독을 '마약'이라고 하는 이유

디지털 미디어로 인해 사람들의 사회관계가 위축되는 현상은 직장에서도 볼 수 있다. 어떤 회사에서 조사한 바에 따르면 사람들이 많게는 하루에 3시간가량을 이메일을 쓰고 받는 데 보낸다고 한다. 옆 자리에 있는 동료를 직접 찾아가서 만나지 않고 이메일을 쓴다는 것이다. 모니터가 일종의 전자 마약이며 여기에 중독된 사람들이 자꾸 늘어가는 것에서 그 원인을 찾을 수 있다. 심각한 중독 상태에 빠졌는지 아닌지를 가늠하는 5가지 현상이 있다.

- 딱 한 프로그램만 보려고 TV를 켰다가 결국 몇 시간 동안 계속해서 본다.
- 자신이 너무 많이 본다는 것을 알면서도 TV 시청을 줄이지 못한다.
- TV를 보기 위해 중요한 가족이나 친구, 동료와의 약속 등 사회활동을 희생한다.
- 오래 볼수록 *끄기*가 더 어렵다.

- 시청 후 허탈함이나 금단 증상이 찾아오기도 하고, 과도하게 시청하다가 시청시간을 줄이거나 아예 끊으려 노력하기도 한다.[5]

어떻게든 사람들의 시선을 사로잡고자 갖은 애를 써서 만든 프로그램이기 때문이기도 하지만, TV라는 미디어 자체가 주의집중을 이끌어 낸다는 사실을 생각하면 놀랄 일도 아니다. 분명 누군가와 대화 도중인데도 불구하고 나도 모르게 자꾸 눈이 TV를 향했던 경험이 분명 누구에게나 있을 것이다!

요약하자면, 텔레비전은 아이는 말할 것도 없고, 어른 역시도 저항하기 힘든 강력한 미디어다. 앞서 살펴본 것처럼 눈 깜빡할 새에 지나가는 빠른 전자적 속도와 쏟아지는 이미지, 그리고 무수히 많은 연출 기술이 우리 눈을 TV에 고정시킨다. 프로그램 제작자들은 당신의 관심을 붙잡아두려고 흥미진진한 내용을 곳곳에 배치한다. 4장에서 살펴보았던 'TV로 인한 두뇌 마비 현상' 이론에 따르면 스크린은 비판적인 판단을 하는 왼쪽 뇌를 '꺼버리며' 무슨 내용이 들어오든지 무방비로 받아들이는 멍한 상태에 빠지게 한다. 에머리 부부는 방사성 형광등인 TV 조명이 의식을 가진 뇌를 '차단하며', TV 전원을 꺼야겠다는 판단과 결정 기능을 무력화시킨다고 보고한 내용을 기억할 것이다. 의식적으로 또 비판적으로 시청하기 위해서는 TV라는 미디어를 접할 때 뇌가 기본적으로 보이는 전기적 반응, 즉 뇌를 꺼버리려는 반응에 맞서 저항해야 한다.

저명한 과학 잡지 〈사이언티픽 아메리칸 Scientific American〉 지에 실린 로버트 쿠베이(Robert Kubey)와 미할리 치크젠트미할리(Mihaly

Csikszentmihalyi)의 글에 따르면 텔레비전 중독이란 말은 단순한 은유가 아니다.[6] 성인 중 10%가 스스로에게 TV 중독이라는 딱지를 붙였고, 청소년 10명 중 7명이 자기는 TV를 너무 많이 본다고 말했다는 연구를 인용하면서, 이들은 이런 질문을 한다. 분명히 자기 의지로 TV 시청이란 행위를 선택해 놓고 왜 그렇게 많은 이들이 너무 많이 본다고 불안해할까? 이어 핵심적인 질문을 제기한다. 'TV 중독은 어떻게 생기는가?'

우선 TV를 시청하는 이들에게 뇌파를 기록하는 뇌전도 EEG 장치를 부착시키고 살펴보았다. 놀랍게도 TV가 꺼지자 편안하다는 느낌은 사라지고 나른하고 멍한 느낌만 계속 된다는 사실이 밝혀졌다. 사람들은 TV를 보고 나면 에너지가 다 빠져나간 기분이며, 시청 후에는 뭔가에 집중하기가 힘들고, 기분은 시청하기 전과 별로 다르지 않거나 더 나빠졌다고 했다. 이런 결과는 독서, 취미활동이나 운동 후에는 기분이 상쾌해졌다는 반응과 선명한 대조를 이룬다.

하지만 다시 전원을 켜자 불과 몇 분 이내에 금방 편안한 느낌이 회복되었다. 연구에 참여한 학자들은 이런 현상으로 인해 사람들이 TV 시청을 휴식이자 긴장 해소라고 생각하게 된다는 결론을 내렸다. 그리고 이런 믿음은 TV 전원이 꺼지고 긴장이 다시 돌아오면서 한층 강화된다. 다른 중독과 마찬가지로 일단 TV를 켜면 계속해서 더 보게 된다. 오래 볼수록 TV 시청으로 인한 만족감이 더 떨어진다는 사실을 머리로는 잘 알면서도 막상 정신을 차려보면 처음 의도했던 것보다 더 오랜 시간 TV 앞에 앉아 있게 되는 이유가 바로 이것이다.

학자들은 다음으로 TV가 그렇게 시청자들을 강하게 흡인하는 이유를 알고자 했다. 낯선 자극 같은 위험에 직면해서 싸울 것인가 도망갈 것인가를 결정하는 정향(定向) 반응[7]도 그 원인 중 하나다. 정향 반응이 일어나면 심박수가 느려지고, 알파파가 차단되며, 근육으로 가는 혈관이 수축되고, 아드레날린이 분출된다. 내용상 절정에 이르거나, 시청자들의 눈길을 사로잡기 위한 시끄러운 소리, 화면 분할, 줌인, 줌아웃 등의 연출 기술들로 인해 정향 반응이 유발된다. 그래서 사람들은 "TV가 켜져 있으면 거기서 눈을 뗄 수가 없어요. 스크린이 나에게 최면을 거는 것 같아요."라고 말하게 되는 것이다. 보통 1초에 한두 번 꼴로 화면을 잘라 편집하는 광고방송은 이런 정향 반응을 계속해서 자극한다.

정향 반응은 무의식 깊은 곳에 자리한 것으로 생후 6주밖에 안 되는 아기도 TV 소리와 조명에 대해 이런 반응을 보이는 모습을 관찰할 수 있다. 좀 더 큰 아기들은 목을 길게 빼거나 때로는 고개를 180°로 돌리면서까지 자극을 확인하려고 한다.

TV 중독이 단순한 은유가 아니라는 가장 설득력 있는 증거는 TV 시청시간을 줄이면 금단 증상이 나타난다는 사실이다. "그 가족은 마치 목 잘린 닭처럼 계속해서 괴성을 지르며 이리저리 돌아다녔습니다. 아이들이 어찌나 들볶아대는지 제 신경이 터질 것만 같았지요. 놀이로 관심을 유도해 보려 애썼지만 허사였습니다. TV는 그들의 일부분입니다." 매년 진행되는 TV 끄기 주간 활동의 일환으로 온 가족이 약간의 돈을 받고 일주일이나 한 달 가량 TV를 끊기 위해 들어간 훈련소에서 많은 이들이 금단 증상으로 힘들어 했고 실험을 중도에 포기했다.

컴퓨터와 비디오 게임을 많이 하는 사람들 역시 비슷한 미디어 의존 증상을 보인다는 것도 심각한 우려의 대상이다. 비디오 게임에 중독된 많은 어린이 및 청소년들은 게임을 하다가 털고 일어나지를 못한다. 남자 아이들이 여자 아이들보다 이 점에서 훨씬 취약하며 조이스틱 손가락 관절 이상(joystick digit)[8], 세가 엄지손가락 이상(Sega thumb)[9], 마우스 사용으로 인한 팔꿈치 장애, 손/팔 진동 증후군(HAVS)[10] 등의 질환도 남자에게 더 흔하게 나타난다. 손가락 끝이 창백해진다고 해서 진동성 백지증(vibration white finger)라고도 불리는 손/팔 진동 증후군은 영국 리버풀 지방에 사는 15세 소년의 담당의사가 처음 학계에 보고했다. 이 소년은 무려 하루 7시간씩 소니 플레이스테이션 게임기로 게임을 해왔다. 참고로 소니 사는 게임기에 1시간 마다 15분씩 휴식을 취할 것을 권고하고, 간질 발작이 일어날 수 있음을 경고하는 경고문을 부착했다.[11]

컴퓨터 게임이 짜릿한 재미와 오락을 주기도 하지만 싸울 것이냐/피할 것이냐를 묻는 정향 반응이 너무 장시간에 걸쳐 활성화되면 탈진, 현기증, 피곤함, 메스꺼움 등의 증상이 나타날 수 있다. 그런 부작용의 극단적인 사례가 1997년 일본에서 발생했다. 텔레비전으로 방영되는 만화 포켓몬스터를 시청하던 수백 명의 아이들이 폭발하는 장면에서 빠르게 명멸하던 불빛 때문에 '광과민성 간질 발작'을 일으켜 병원에 실려 간 것이다. 부모들은 이렇게나 빠른 화면 속 움직임으로 인해 불과 15분 만에 아이들이 멀미 증상을 일으킬 수 있다는 것을 알게 되었다. 그래도 많은 아이들은 게임을 계속할 것이다. 특히 부모의 간섭이 없거나 자제력이 부족한 경우라면 문제는 더욱 심각할 것이다.

# 게임은 지금껏 인간이 만든 발명품 중 가장 중독성이 강한가?

30-45파운드(한화 6-9만 원)를 내고 자녀에게 줄 컴퓨터 게임을 살 때, 당신은 아이를 족히 수백 시간 동안 꼼짝 못하게 할 만큼 중독성이 높은 활동을 선택한 것이다. 게임이란 처음부터 그 의도가 쉬지 않고 어떤 동작을 하게 하는 것이며, 적절한 보상을 주며 계속 진행하게 하는 것이고, 도전 과제를 주고, 빠져나오지 못하게 그래서 게임이 끝나면 다시 처음으로 돌아가 한 단계 높은 레벨에 도전하게 하거나, 다음 단계의 비디오 게임을 또 사러가게 하는 것이다. 게임의 유형에는 다음과 같은 것들이 있다.

❶ **스포츠 게임**  아이스하키, 골프, 육상경기.

❷ **자동차 경주 게임**  자동차 경주 시뮬레이션.

❸ **어드벤처 게임**  판타지 세계에 들어갈 수도 있고, 새로운 자기 정체성을 부여받을 수도 있다.

❹ **퍼즐 게임**  퀴즈, 체스, 보드게임 등.

❺ **인생 게임 또는 혼합 게임**  가족과 공동체를 만들어가는 확장된 시뮬레이션 게임.

❻ **플랫폼 게임** 계단 같은 플랫폼을 달리거나 통통 뛰면서 과제를 수
행하는 게임.

❼ **플랫폼 블라스터** 기본적으로는 플랫폼 게임이나 눈에 보이는 모든
것을 맹렬히 공격하고 파괴하는 게임.

❽**액션 게임** 주먹질이나 발길질 등의 신체적 폭력이 포함된 게임.

❾ **사격 게임(슈팅 게임)** 다양한 무기를 동원해서 난사하고 죽이는 게임.

컴퓨터 게임도 잘 사용하면 훌륭한 교육용, 오락용 도구가 될 수 있
다. 그리고 분별력 있는 부모라면 게임을 선택할 때 세심한 주의를 기
울일 것이고, 게임을 즐기는 시간에 대한 규칙도 정해둘 것이다. 부모
가 한계를 그어주지 않는 한 많은 아이들이 한도 끝도 없이 계속할
것이기 때문에 멈추는 법을 배울 수 있도록 어른들이 도와주어야 한
다. 어떤 아이들은 가만히 내버려두면 '키보드 중독자'가 될 수도 있
다. 컴퓨터 게임을 하는 아이들을 대상으로 앞에서 설명한 다섯 가지
중독 지표를 이용해서 체크해 보면 중독인지 아닌지를 가늠할 수 있
을 것이다.

마크 그리피스(Mark Griffiths) 교수는 이렇게 말한다. "과도한 컴퓨터
게임은 충동적, 중독적 행동 양태를 보이는 일부 사람들에게 파괴적
인 영향을 미칠 수 있다. 이들은 '중독의 갈증을 풀기 위해서' 무슨 짓
이라도 할 것이다. 이런 이들에게는 보호관찰이 필요하다."

– 마크 그리피스, 〈컴퓨터 게임은 아이들에게 해로운가?〉,

The Psychologist, 1993년 9월.

# 놀이 능력을 잃은
아이들

어린 아이들의 일은 놀이다. 놀이 속에는 모방, 재창조, 발명, 창의력, 상상력이 있다. 놀이를 하면서 처음에는 주변에서 일어나는 일을 똑같이 모방하다가 점차 드라마틱하게 재창조한다. 놀이는 상상으로 들어가는 문이며 동시에 사회적 기술, 신체 협응 능력과 세상에 대한 이해를 넓혀가는 통로이기도 하다. '노~올자!'는 친구의 부름은 함께 적극적으로 움직이며 탐험하고 즐기며 상상하자는 초대다. 해지는 줄도 모르고 정신없이 온몸을 다해 상상의 나래를 펼치며 노는 놀이는 평생 동안 '영혼을 풍요롭게 살찌워주는 양식'이다.

하지만 놀이 연구가 샐리 젠킨슨(Sally Jenkinson)은 어린이들의 놀이 정신이 큰 위험에 처해 있다고 말한다. "우리 사회의 문화는 모 아니면 도다. 일하지 않으면 정신없이 노는 양극단 속에서 우리는 삶 속에서 노는 힘을 잃어버렸다." 젠킨슨은 오늘날 사회가 아이들에게 주는 처방을 봉쇄정책이라고 표현한다. "아이들이 딴 생각을 못하도록 계속 바쁘게 하는 것이다. 디지털 미디어를 안겨주거나, 가능한 한 어릴 때

부터 '학습을 해야' 한다고 몰아붙이면서 아이들이 숨 돌릴 틈을 주지 않는다. 아동기의 진행 속도를 높이고, 너무 많은 것을 너무 빨리 안겨 준 대가로 조숙하고 불안정한 상태로 어른이 되며, 결국에는 과부하에 걸리고 만다. 우리는 놀이가 결핍된 아이는 불행하다는 사실을 자각하게 될 것이다."[12]

정보과학기술을 아무런 비판 없이 교육 속으로 끌어들이는 사례가 비일비재할 뿐만 아니라, 일부 학교에서는 이런 상황을 한층 더 악화시키기까지 한다. 예를 들어 7살짜리 아들에게 닌텐도 컴퓨터 게임, 휴대용 디즈니 게임보이와 포켓몬스터 비디오를 사주어야 같은 반 친구들과 어울릴 수 있다고 엄마에게 조언한 교사도 있다.

협소한 놀이 공간도 놀이를 어렵게 하는 또 다른 요인이다. 동네에 야외 놀이 시설도 없고 같이 놀 친구도 없다. 장난감은 너무 완벽하거나 모든 게 갖추어져 있어 상상을 펼칠 여지도, 부모가 같이 놀아줄 필요도 없다. 텔레비전과 컴퓨터도 아이들의 놀이 시간을 야금야금 갉아먹는다. 이 모든 상황의 우울한 결말은 충분히 놀아보지 못한 아이들의 탄생이다.

"짐은 나뭇가지를 가지고 총싸움밖에 안 합니다. 텔레비전을 안 보고 자란 애들은 나뭇가지를 빗자루나 삽, 숟가락, 마법 지팡이라고 상상할 수 있지만, 짐에겐 그럴 힘이 전혀 없어요." 존이라는 이름의 유아원 교사가 내게 한 말이다.

"세 명의 아이가 나무토막이 담긴 큰 상자를 가지고 놀고 있었습니다. 그 중 TV를 안 보는 한 아이는 놀이에 깊이 몰입해 있었지요. 어쩌면 저런 생각을 할 수 있을까 지켜보면서도 놀라울 정도였습니다. 5살 난 다른 남자 아이와의 차이가 정말 뚜렷했어요. 텔레비전에 많이 노출되었던 그 아이는 남의 생각을 그냥 따라할 뿐이었고, 창의적으로 노는 것을 힘들어 했답니다."

아이가 새로 등원하면 교사들이 그 아이가 놀이하는 모습을 유심히 관찰하는 유치원에서는 존의 관찰을 쉽게 확인할 수 있다. TV를 많이 보는 아이들은 놀이에서 상상력이나 이야기를 만들어나가는 힘이 부족하고, 주도성이 떨어지며, 상대방이 자기를 재미있게 해주기를 기대하는 경향이 강하고, 동화를 들려줄 때 집중하는 힘이 약하며, 신체 협응 능력이 부족한 경우도 많고, TV를 아예 안 보거나 적게 보는 아이들에 비해 건설적으로 놀이를 하지 못한다.

놀이 연구가들은 미디어에 영향을 받은 모방적인 놀이와 표상적인 놀이를 구분한다. 모방적인 놀이는 어디선가 본 행동을 그대로 따라하고 똑같이 되풀이하지만, 표상적인 놀이에는 상상력과 문제해결, 그리고 변형이 있다. 표상적인 놀이를 할 때 아이는 방송 내용을 그대로 따라하는 것보다 대본, 연기, 감독 역할을 모두 하며 자기들끼리 통하는 방식으로 일을 해결해나간다. 1990년대 초반 '10대 돌연변이 닌자 거북(TMNT : Teenage Mutant Ninja Turtles)'이라는 프로가 나왔을 때 유치원 교사들은 이런 관찰을 했다.

"그 놀이에는 아무 내용이 없어요. 아이들은 그저 서로에게 등장인물의 이름을 붙여줄 뿐, 쫓아가고 위협하고 도망가는 것 말고는 어떻게 놀아야 하는지도 잘 모르는 것 같았습니다. 놀이에 이야기나 대사도 없고 흔히 하듯 상상으로 뭘 하는 척하는 모습도 보기 힘들었습니다. 그 놀이를 하는 애들은 죄다 남자애들이고, 내용은 판에 박힌 듯 똑같았습니다. 힘도 세고 아주 남성적이며 폭력적인 표정을 짓고 그렇게 말을 하고 다녔죠."[13]

아이들은 놀이를 하면서 자신이 경험한 것을 자신만의 의미 있는 무언가로 변형시킨다. 놀이 속에 적극적으로 개입해서 방향을 이리저리 제어하면서, 스스로가 통찰한 내용을 이해하고 파악해나간다. 당연히 그 내용은 아이들마다 다르다. 그러나 닌자 거북을 따라하는 놀이에 대한 교사들의 관찰 속에서 아이들은 진짜 놀이를 하고 있지 않았다. 모든 아이가 판에 박은 듯 똑같이 따라했다. 어떤 자유로운 변형이나 꾸밈도 없이 똑같은 동작을 계속 반복 수행할 때 아이들은 그 이미지 속에 갇히고 만다. 방송 내용을 가지고 놀이를 한다고 하지만 사실 거기서 한 발짝도 나가지 못하는 것이다.[14]

# 창조력과 상상력이
# 사라진 아이들

태니스 맥베스 윌리엄스(Tannis Macbeth Williams)는 텔레비전이 한 대도 없던 캐나다 산간지방의 한 마을인 노텔(Notel)[15]에 텔레비전이 들어오면서 성인들의 창의적인 문제 해결 능력이 퇴보했다는 연구를 발표했다. 이 실험에서 요구했던 과제는 어떤 문제에 대해 '뻔한' 해결책 말고 좀 더 기발한 대안을 제시해 보라는 것이었다. 그는 텔레비전이 사람들의 '주의력을 감소시키고 좌절을 견디는 힘을 약화시킬' 수 있다는 결론을 내렸다. 직접 문제를 만나고 해결하는 과정이 텔레비전 시청으로 치환되면서 다양한 해결 방식이 나올 가능성이 훨씬 줄어든다는 것이다.[16]

그러면 텔레비전 시청이 어린 아이들의 창의력과 상상력에는 어떤 영향을 주는가? 장난감에 관한 논문에서 팀 힉스(Tim Hicks)는 아이들의 신선하고 살아 있는, 상상력 풍부한 감수성이 텔레비전이라는 미디어로 인해 훼손되어가는 것을 우려한다.

"텔레비전은 제작자들이 상(像) 수용능력이 뛰어난 아이들의 의식 속으로 곧바로 들어갈 수 있는 통로이다. 아이들은 세상이 어떤 곳인지, 그리고 자기들이 누구인지를 상을 통해 배운다. 그렇기에 이들은 천성적으로 상을 받아들일 준비가 되어 있으며, 상을 필요로 하고 무의식적으로 그것을 갈구한다. 아이들은 세상에 대해 알고자 하며, 개념과 정의를 더욱 풍부하게 해줄 모든 자극에 대해 촉각을 곤두세운다. 그들 자신이 아직 성장하고 만들어지는 중이며 세상에 대한 이해 또한 성장 중이기 때문에, 아이들은 텔레비전을 통해 전해지는 상의 영향에 아주 취약하며 그 상에 사로잡히기 쉽다. 텔레비전이 의식을 조종하는 힘은 너무나 크고 영향력 또한 크다. 스스로를 보호할 수 있는 방어막을 갖지 못한 아이들의 의식 속에 외과수술하듯이 상을 직접 밀어 넣기 때문이다."[17]

장난감 회사에서 만들어내는 날카로운 이미지들도 우리 아이들의 상상력을 장악하고 점령한다. 자신만의 고유한 상을 창조할 수 있는 내면 공간을 잃은 아이들이 꿈꾸고 계획하는 미래는, 오직 상품을 팔려는 이들이 쉬지 않고 들이미는 이미지 속에서만 펼쳐진다.

텔레비전은 상상력 불구로 이어지는 과정의 첫 단추다. 스스로의 아이다운 상상력을 키우기보다는 화면 속 이미지를 조작하는 능력만 키운다. 비디오 그래픽 프로그램이 있으면 아이들도 텔레비전 스크린에 상을 만들어 띄울 수 있다. 어떤 광고는 이렇게 말한다. "텔레비전만큼 아이들을 꼼짝 못하게 하는 것은 없습니다. 세상 그 어떤 것도 그렇게 아이들의 관심과 시간을 독차지 하지는 못합니다. 처음부터 TV는 아이들을 지배해왔습니다."

고유한 상을 창조하거나 상상력을 발휘하며 놀이할 능력이 없을 때 아이들은 미디어를 과용하게 된다. 교육 심리학자 제인 힐리(Jane Healy)는 이렇게 말했다.

"교사들은 비디오에 깊이 빠져든 아이들이 머릿속에서 독창적인 상을 그릴 수도, 상상의 대리물을 만들어낼 수도 없다는 것을 알고 있다. 어린 아이를 가르치는 교사들은 표상적인 놀이나 상상 놀이를 못해 가르쳐주어야 하는 아이들이 늘어나는 세태를 개탄한다. 과거에는 정신적, 정서적 장애가 있는 아이들에게서나 볼 수 있는 현상이었다."[18]

# 소비자가 된
# 아이들

디지털 미디어는 크게 세 가지 이유에서 아이들의 사고를 일찌감치 상업적 이윤추구에 '종속되게' 만들 수 있다.

첫째, 4장에서 살펴본 것처럼 모니터는 두뇌의 기능을 '꺼버리기' 때문에 우리는 이미지를 의식적으로 선택하지 못하고 무방비로 전송받는다. 광고주들의 관점에서 보자면 더할 나위 없이 이상적인 미디어가 아니겠는가.

둘째, 8세 이하의 아이들은 아직 광고의 의도를 이해할 능력이 없기 때문에 광고에서 주장하는 내용을 글자 그대로 받아들이기 쉽다. 이런 이유로 해서 미국 소아과 학회에서는 아이들을 겨냥한 광고는 모두 '본질적으로 사기이며, 8세 이하의 아이들을 착취한다'고 결론 내리고, 어린이를 대상으로 한 광고와의 한 판 전쟁을 선포했다. 그들의 의도는 광고주들이 퍼뜨리는 '저거 사줘' 병, 즉 광고되는 제품을 사달라고 막무가내로 졸라대는 새로운 유행병으로부터 아이들을 보호하려는 것이다.

많은 아이들이 연간 2만 건 이상의 광고를 접하고 있으며, 의사들은 이것이 아이들의 정서에 심각한 문제를 일으킨다고 믿고 있다. 소아과 학회장인 사울 J. 로빈슨(Saul J. Robinson)은 과도하고 부적절한 광고를 이용해서 아이들을 상업적으로 착취하는 행위를 근절시켜야 한다고 말한다. 그런 광고는 광고주들에게 일방적으로 유리한 게임이다. 아이들에게는 그것을 올바로 평가할 수 있는 판단력이 아직 자라지 않았기 때문이다. 8세만 넘어도 광고는 그저 광고에 불과하다는 사실을 쉽게 이해한다. 어떤 연구 결과를 보면 5세 아이들은 광고가 '내가 뭘 사야 하는지 알려주는 것'이라고 말한 반면, 8세 이상의 아이들은 '사람들이 나에게 물건을 팔려고 하는 것'임을 이해하고 있었다.[19]

셋째, TV 프로그램 속에 교묘히 간접 광고를 끼워 넣거나 인터넷 포털 서비스에 광고를 깔아 눈만 돌리면 광고 메시지를 만나게 한다. 이런 무의식적인 광고는 영화, 비디오, 장난감, 음식, 이야기, 잡지, 옷, 그리고 소비자의 마음을 사로잡기 위해 고도의 심리기법을 동원해서 만든 로고를 아우르는 종합적 마케팅 전략 속에 통합된다.

그 결과 아이들은 유행하는 제품은 뭐든 사달라고 부모를 졸라댄다. '아이들을 떼쓰게 하기' 단추를 눌러대는 광고업자들의 목표는 냉소적이라 할 정도로 아주 뚜렷하다. 아이들은 아주 강력한 소비계층이기 때문이다. 광고 제작자 제임스 맥닐(James McNeal)은 아이들이라는 거대 소비시장이 가진 장점을 솔직히 인정한다.

"8세 이하의 아이들은 광고를 무조건 신뢰하고, 그것이 프로그램의 연장선이라 여기기 쉬우며, 광고에 담긴 판매 의도를 쉽게 인식하지 못한다.

154

아이들을 향한 광고는 사실상 감정에 호소하고 사달라고 설득하는 말 빼면 아무것도 없다.

광고 제작자들은 자기들이 가진 모든 창조력을 다 끌어내어 환상의 세계를 창출하는 데 쓴다. 광고를 만들 때 아이들의 눈높이에서 그들이 이해할 수 있는 유용한 정보를 담아야겠다는 생각은 눈곱만큼도 없다. 광고 제작자들은 맘만 먹으면 아이들이 말 그대로 어떤 제품이든 좋아하고 갖고 싶게 만들 재주가 있지만, 이 재주는 대개 장난감과 설탕이 듬뿍 들어간 음식을 파는 데 쓰인다.

아이들을 아주아주 특별한 소비계층으로 봐야 하며, 마케팅 시스템은 이들에게 그에 걸맞은 대우를 해줄 줄 알아야 한다. 특별대우는 그리 오래 지속될 필요는 없다. 온전한 구매력을 갖춘 소비자가 될 때까지만 대접해주면 된다. 그러면 그들은 언제 어디서나 모든 판매원들에게 있어 행복하고 후한 고객이 될 것이다."[20]

광고 제작자들은 지금껏 없던 청소년을 위한 시장, 유행을 쫓는 여자아이들을 겨냥한 시장, 남자아이들을 위한 시장, 10-12살 청소년기 직전 아이들을 위한 시장을 창조한다. 사탕, 아이스크림, 음악, 책, CD, 옷, 장난감 회사들은 아이들의 소비에 매출이 좌우된다. 그렇기 때문에 그들은 어린 소비자를 계속 양산하고, 기존 고객을 유지하기 위해 필요한 어떤 일도 마다하지 않는다. 아이들은 뭐든 모방하는 존재인 데다가 텔레비전은 현실 감각과 의식의 기본 바탕을 바꿀 수 있는 막강한 힘을 가지고 있기 때문에 이러한 상업적 이윤추구 행위는 아이들의 삶을 크게 바꿀 수 있다.

나이가 들면 광고가 결국은 물건을 팔려는 것임을 이해하게 된다고 하지만, 아이들도 광고 없이 살 수 있는 권리가 있지 않은가? 그리고 부모들도 자녀에게 시달리지 않을 권리가 있지 않은가? 간단한 방법 중 하나는 아이들을 겨냥한 모든 TV, 인터넷 광고를 금지하는 법안을 제정하는 것이다. 퀘벡과 스웨덴에서는 이미 이렇게 시행하고 있다. 이렇게 된다면 아이들은 훨씬 조용한, 그리고 상업적으로 이용당하지 않는 온전한 어린 시절을 누릴 수 있을 것이며, 신나게 뛰어놀 시간과 여유를 가지면서 스스로 사고하고 자신만의 상상력과 가치관을 발달시켜 나갈 수 있게 될 것이다.

# 반사회적 행동과
# 폭력에 물드는 아이들

디지털 미디어가 아이들 행동에 어떤 영향을 미치는가에 대한 논란은 지금도 진행 중이다. 데이브 그로스만(Dave Grossman) 중령 같은 이들은 비디오 게임과 미디어 속 폭력이 아이들에게 살인을 가르치고 있으며, 미국 콜로라도 주 콜롬바인 고등학교나 독일 에어푸르트의 한 고등학교에서 일어났던 총기난사 사건의 발생 원인도 여기서 찾을 수 있다는 주장을 굽히지 않고 있다. 아동 심리학자 유리 브론펜베너(Urie Bronfenbenner)는 TV를 켜는 순간 아이들의 사회적 성장이 중단된다면서 이렇게 말한다. "그러므로 TV를 켜는 것은 인간을 인간답게 만드는 과정을 끄는 것과 같다." 예일 대학의 제롬(Jerome)과 도로시 싱어(Dorothy Singer)는 다음과 같은 결론을 내렸다.

"오랜 시간 시청하면 아이들의 공격성과 산만함이 증가할 위험이 높을 뿐 아니라 그런 유형의 행동으로 인한 온갖 부정적인 사회적 결과가 초래될 수 있다. 합리적이고 과학적인 방법으로 텔레비전이라는 미디어의 다양한 측면을 15년 이상 연구해 온 우리 같은 사람들은 이 미디어가 자라나는 아이들의 의식 발달에 미치는 중대한 영향을 예의 주시하지 않을 수 없다."[21]

이들은 아이들을 반드시 미디어 폭력으로부터 보호해야 한다고 주장한다. 미디어 폭력이 아이들의 공격성과 반사회적 행동을 증가시키지 않는다고 주장하는 이들도 있다. 예를 들어 대서양에 위치한 세인트헬레나 섬에 1990년대 초반 TV가 도입되었지만 그곳 아이들에게서 특별히 공격성이 증가했다는 징후는 보이지 않는다. 미디어 폭력에 긍정적인 측면도 있다고 한다. 폭력을 휘둘렀던 아이들의 자기반성을 듣는 것이 내 인생의 어려움을 헤쳐 나가는 데 도움을 주기도 하는 것처럼 TV가 공격성을 해소하고 변형시켜주기도 한다는 것이다.

이 논쟁은 분명 앞으로도 계속될 것이다. 하지만 광고가 사람들의 구매 행위를 크게 변화시킨다는 광고 제작자들의 말과 아이들이 폭력적인 프로그램을 많이 봐도 아무런 해가 없다는 주장은 완전히 모순된다.

학자들 간의 의견이 일치하는 지점도 있다. 바로 TV를 많이 보는 사람들은 적게 보는 사람들에 비해 세상을 사악하고 위험한 곳으로 인식한다는 것이다. TV를 많이 보는 사람들은 위험한 일이 일어날 가능성에 대해 필요 이상으로 불안해하는 반면, 적게 보는 사람들의 현실 감각은 훨씬 정확했다. 미디어를 통해 폭력을 많이 접할수록 사람들은 불안해하고 걱정하거나 방어적인 태도를 갖게 된다. 도난 경보를 설치하는 것으로도 모자라 보안 담장에 경비견까지 세우는 지경에 이르기도 하는 것이다.

디지털 미디어를 통해 접하게 되는 공격성과 폭력 행위의 수위가 아주 높다는 점에 대해서도 생각해 볼 필요가 있다. 여러 연구에서 통계적으로 예측한 바에 따르면 아이들이 TV를 통해 보게 되는 살인 장면은 초등학교 졸업 때까지 평균 8천 건, 18세까지는 1만 6천 건 이상이며, 그 밖에도 무려 20만 건에 달하는 폭력 장면을 접하게 된다고 한다.[22] TV뿐만 아니라 인터넷과 게임까지 생각해 보면 이보다 훨씬 많은 폭력에 노출되는 아이들도 있을 것이다.

앞서 말했듯 어린 아이들은 미디어와 현실을 잘 구별하지 못하기 때문에 당연히 TV 속 폭력 장면이 이들에게는 사실이다. 14개월 된 아기들이 만화와 코미디 쇼의 폭력을 모방하는 모습이 관찰되기도 했다.[23] 어린 나이에 공격적, 폭력적 행동을 습득하면 고치기가 매우 어렵다. 아이들의 성장과정을 22년 동안 추적했던 한 연구 결과에 따르면 "어린 시절에 폭력적인 TV 프로그램을 시청한 것과 성인이 되어 폭력적 행동을 보이는 것 사이에는 분명한 상관관계가 있다."[24]고 한다.

그렇다면 TV 시청이 아이들의 행동에 어떤 영향을 주는가? 태니스 맥베스 윌리엄스는 캐나다 로키 산맥의 노텔 지역에 TV가 들어오는 과정을 자연적 실험[25]을 통해 관찰했다. 태니스는 텔레비전이 마을에 들어오고 난 후 노텔 지역 아이들의 공격적 행동이 눈에 띄게 증가했음을 발견했다. 이런 현상은 성별의 구별 없이 동일했으며, 언어폭력과 신체폭력 모두 증가했다. 처음부터 폭력성 수치가 높았던 아이들뿐만 아니라 처음에는 낮았던 아이들도 점차 수치가 증가했다. 이런 현상은 노텔에 텔레비전이 들어온 지 2년이 지난 후에는 훨씬 분명해졌다. 그 결과는 지능지수의 차이로 설명할 수도, 사회적 계층의 문제로 치부할 수도 없었다. 특정한 프로그램의 문제라기보다는 전반적인 TV 시청 자체가 원인인 것 같았다.[26] 모방 및 무감각화, 탈(脫)억제가 발현되는 심리 변화 과정을 보면 왜 TV로 인해 공격적 행위가 늘어나는지를 알 수 있다.

## 모방

텔레비전을 통해 아이들이 긍정적인 행동을 습득하기도 한다. 예를 들어 텔레비전에서 응급구조 방법을 시연하는 것을 본 뒤 뼛조각이 목에 걸려 질식 위기에 처한 다른 아이의 목숨을 구할 수도 있다. 하지만 부정적인 역할모델을 보고 그런 행동을 배울 수도 있다. 앞서 말한 것처럼 어린 아이들은 다른 사람들의 행동을 모방하면서 배우기 때문에, 어떤 '역할모델'을 모방하는가는 사회성 학습에 있어 대단히 중요한 문제다. 미디어를 통해 공격성이 높은 역할모델을 보고 배운다면 당연히 아이의 언어폭력과 신체적 공격성이 상승하게 될 것이다. 프로그램 전체를 보는 것이 아니라 자극적, 폭력적인 장면이 나올 때만 반짝 관심을 기울인다거나, 나이가 어려 폭력적 행동과 그에 따른 처벌의 관계를 이해하지 못하는 경우도 공격성 상승 요인에 해당한다. 분노나 다른 폭력에 대해 보다 긍정적인 태도로 대처하는 모습을 본 적도, 법의 제재를 받는 모습도 본 적 없는 아이들이 폭력을 폭력으로 맞서는 장면을 반복적으로 접하다 보면 당연히 모방하기 마련이다.

W.A. 벨슨(Belson)은 1972, 3년까지 1565명의 런던 남자 아이들을 표본추출해서 TV 시청 습관과 폭력에 대한 태도를 인터뷰했다. 그는 이 방대하고 꼼꼼한 조사를 통해 아이들이 악당을 모방한다는 사실을

증명했다. 벨슨 박사는 몸집, 체력, 가족 수, 이웃, 부모의 이혼 여부 등 227가지 이상의 변수를 다 고려한다 해도 텔레비전 폭력이 이 모든 요인을 압도한다는 것을 알게 되었다. 이는 텔레비전 폭력에 장기간 노출된 아이는 폭력사건에 연루될 될 가능성이 높다는 가설을 뒷받침하는 강력한 증거이다.[27]

## 면역성, 무감각화, 탈억제

미디어를 통해 폭력에 노출되고 공격적인 역할모델과 자신을 동일시하고 그런 행동을 모방하다 보면, 아이들은 폭력에 대해 무감각해지면서 일종의 면역을 갖게 된다. 폭력이란 사람들이 신체적, 정신적 손상이나 상해를 입거나 심지어 죽음에 이르게 되는 상태를 말한다. 규칙적으로 폭력을 시청하다보면 폭력과 공포에 면역이 생기고, 그러다 보면 폭력을 당연한 것으로 받아들이게 된다. 텔레비전 상의 폭력을 자주 접했던 아이들은 실제 폭력의 피해자에게 별로 호의적인 반응을 보이지 않는다.

무감각화(desensitization)란 정상적인 느낌이 조금씩 둔해지다가 마침내 일반적으로는 크게 마음 아파하고 걱정스러워해야 할 사건을 아무런 감정의 동요 없이 편안하게 지켜볼 수 있는 상태가 되는 과정을 말한다. 수천 명이 죽는 모습이나 살인, 싸움 같은 사건들을 TV로 방영하는 것도 대중을 무감각화시키는 행위라 할 수 있다.

또 다른 요인은 텔레비전이 폭력적인 행동을 하지 못하게 막는 심리적 억제를 무너뜨린다는 것이다. 본능적 행동에 대한 억제가 풀리는 탈억제(disinhibition)가 일어나면 사람들은 더 이상 '양심'의 가책이나 죄책감, 수치심, 부끄러움을 느끼지 않는다. 유명한 사회 심리학자 스탠리 밀그램(Stanley Milgram)은 실험을 통해 폭력적인 영화가 사람들을 탈억제시킨다는 것을 입증했다. 연구원들은 피실험자들에게 상대방이 실수를 하면 '전기 충격'을 가해 달라고 요청했다. 사실 그에게는 아무 충격이 가해지지 않으며, 고통스러운 척 연기를 할 뿐이었다. 피실험자들을 두 그룹으로 나누어 첫 번째 그룹에게는 '이유 없는 폭동'이라는 영화의 칼싸움 장면을 보여주었다. 이들은 평범한 교육용 영화를 본 두 번째 그룹의 사람들보다 상대방의 실수에 대해 훨씬 가혹한 처벌을 내렸다. 일상생활에서 일어나는 문제에 대해 폭력적인 방법으로 해결하는 모습을 미디어를 통해 자주 접하게 된다면 탈억제가 일어날 수도 있다는 것이다.

## 고정관념

특정 집단 사람들에 대한 고정관념 역시 또 다른 유형의 폭력이다. 성별에 대한 고정관념, 노인이나 인종에 대한 차별 등이 여기에 속한다. 고정관념을 가진 사람들은 타인에 대해 폭력적으로 행동하게 된다. 속한 집단의 특성과 상관없이 각기 다른 개별성을 가진 존재로 보고 그 존재를 만날 수 있는 능력이 훼손되기 때문이다.

캐나다의 노텔에서 윌리엄스는 아이들의 텔레비전 등장 이후 성역할에 대한 태도, 다시 말해 여자와 남자로서의 적절하고 전형적인 행동에 대한 개념이 훨씬 틀에 박힌 것으로 바뀌었음을[28] 알게 되었다.

결론적으로 말해 고정관념, 관찰 학습, 모방, 역할모델과의 동일시, 폭력에 대한 면역성 및 무감각화, 신체적 각성, 탈억제, 정당화와 같은 심리적 변화로 인해 반사회적 행동이 크게 증가될 수 있다. TV 속 영웅이 행하는 폭력은 시청자들의 공격성을 정당화시킨다.

다행히 많은 부모와 교사들이 아이들의 건강한 사회성을 위해 디지털 미디어의 부정적인 측면을 힘닿는 데까지 중화시키는 한편 긍정적인 측면을 강화하려 애쓰고 있다. 1990년대 초반 TV가 대서양 남단의 외딴 섬, 세인트 헬레나에 들어갔지만 이미 그곳에는 바람직한 사회적 규범이 확고하게 자리 잡고 있어서 TV로 인한 부작용이 거의 없었다. 그곳 학교 운동장을 찍은 비디오 자료를 보면 아이들끼리 서로를 배려하고 돌보는 태도가 아주 보편적이었던 반면, 다른 아이를 괴롭히는 일은 상대적으로 적었다. 이러한 사회적 행동양태는 텔레비전이 도입된 이후에도 계속 이어졌다.[29]

그러나 대도시 사회는 세인트 헬레나 섬처럼 상부상조하는 공동체 문화와 전혀 다르다. 육군 특전사 출신으로 미 육군 사관학교 웨스트 포인트 대학의 심리학 교수이자 외상 후 충격에 대한 응급 의료와 경찰 팀에서의 상담역을 맡고 있는 데이브 그로스만 중령은 비디오 게임 속 폭력이 아이들에게 살인 훈련을 시키고 있다고 믿는다. 사회적 폭력 수위가 높아가는 것이 디지털 미디어의 확산과 상관있느냐는 문제의 답은 명확하지도 단순하지도 않다며 목청을 높이는 학자들도 있긴 하지만, 그로스만의 주장이 사회에 강력한 경종을 울린 것만은 분명하다.

그로스만은 먼저 이런 질문을 던진다. "총을 쏴본 적도 없는 14살 짜리 남자아이가 어디서 그런 기술을 습득하고 누굴 죽이겠다는 마음을 먹게 되었을까?" 그는 22구경 권총을 훔쳐 파두카 고등학교의 기도 모임 학생 8명을 쏘았던 마이클 카닐(Michael Carneal)의 사건을 예로 들어 설명한다. 카닐은 8발의 총알로 8명의 학생을 쓰러뜨렸다. 전투로 단련된 병사들마저 이 놀라운 '성과'에 탄복하지 않을 수 없었다. 어떻게 이 아이는 훈련된 직업군인보다 더 뛰어난 살인기술을 터득했을까? 유사한 사건으로 2002년 4월 26일 로버트 슈타인하우저(Robert Steinhauser)는 독일 에어푸르트에 위치한 구텐베르크 김나지움에서 교사 13명에게 총을 쏘았다.

그로스만에 따르면 1950년대 이후 전 세계적으로 폭력이 증가하고 있지만, 서구에서는 발달한 인명구조 기술로 인해 살인 사망률이 축소되면서 그런 사실이 축소되었다.

폭력으로 인한 살인/살인 미수 사건을 뜻하는 가중 폭행 비율은 1957년 10만 명당 60건에서 1990년대 중반에는 440건으로 늘어났다. 무려 7배가 넘는 증가율이다. 그 원인을 추적하던 그로스만은 폭력적인 미디어 프로그램을 아이들의 오락거리로 제공해왔던 것을 공통 요인으로 지목했다.

미국 육군당국은 군사 심리학자인 그로스만에게 병사들의 살상 훈련을 도와달라고 요청했다. 그가 사용한 방법은 심리적 억제 무너뜨리기, 신병 훈련소에서 가혹한 취급을 당하게 하기, 조건부 보상주기, 자극에 대한 조건 반사 훈련, 반복을 통해 무감각화시키기, 역할모델 세우기 등이었다. 하지만 그는 아이들도 살인 훈련을, 그것도 아무런 안전장치 없이 받고 있다는 것을 알게 되었다. 미국 소아과학회 소속 유소년 폭력 전담팀에서 밝혀낸 바에 따르면 "아이들은 가정 내 학대와 폭력을 통해, 그리고 가장 흔하게는 텔레비전과 영화, 인터랙티브 컴퓨터 게임 속 폭력을 놀이삼아 즐기면서 살인을 배우고 있다."[30]고 한다.

생후 18개월이 넘은 아이들이 미디어 속 폭력을 보면 그 행동을 모방할 것이다. 하지만 앞서 말했듯 그들에겐 아직 현실과 가상현실을 구별할 능력이 없다. 다시 말해 어린 아이들은 미디어 폭력을 볼 때 그것을 현실에서 벌어지고 있는 일로 받아들이게 된다는 것이다. 그러다 보면 몇몇 아이들은, 특히 이런 상황과 맞물리거나 상황을 더 악화시키는 가정에서 자라는 아이들은, 그런 폭력을 사악한 세상 속에서 살아남기 위한 생존 기술로 받아들이게 된다. 신병 훈련소에서 병사들을 가혹하게 훈련시키면서 폭력적인 태도를 몸에 배게 하는 것처럼.

그로스만은 1992년 미국 의학협회 저널에 실린 TV 폭력에 대한 심층연구를 인용한다. 브랜든 센터웰(Brandon Centerwell)은 역학자로 미국 애틀랜타 주 질병 통제 센터의 의뢰를 받아 살인 사건 발생 비율을 연구했다. 경제적 성장, 사회적 불안, 나이, 알코올 의존도, 총기 접근성 등의 요인을 방법론적으로 통제하며 진행한 연구를 마친 후에 그는 TV가 우리 삶 속에 들어온 결과 살인률이 두 배로 증가했다는 결론을 내렸다.[31]

텔레비전이 등장하고 얼마 되지 않아 놀이터에서의 폭력이 폭발적으로 증가했으며, 15년 후에는 살인률이 두 배로 껑충 뛰었다. 15년은 가혹한 취급을 받으며 자란 2살 아이가 일급 범죄를 저지르는 나이에 접어드는 데 걸리는 시간이다. 미국 의학협회 저널에는 다음과 같은 보고서가 실렸다.

"1950년대 텔레비전이 등장하면서 뒤이어 살인사건이 두 배로 껑충 뛰었다. 이는 다시 말해 아동기에 장기간 텔레비전을 시청했던 것이 미국에서 벌어지는 살인사건의 절반, 즉 연간 1만 건의 발생 원인이라는 것이다. 이론적으로 말해 텔레비전이라는 기기가 만들어지지 않았다면 오늘날 미국의 연간 살인 사건은 1만 건, 강간은 7만 건, 상해폭력은 70만 건이 줄었을 지도 모른다."[32]

센터웰과 그로스만은 디지털 미디어로 인해 사람들이 폭력에 둔감해지면서 폭력에 대한 상한선이 늘어났고, 따라서 폭력을 구사하게 하는 과격한 성향의 발현이 훨씬 쉬워졌다고 말한다. 그러면서 센터웰은 이 책의 관점과 일맥상통하는 주장을 펼친다. 그는 '폭력의 전염병적 확산'이라 일컬어지는 현상을 근절할 해결책 중 하나는 '아이들 방에서 TV를 치우는 것'이라고 말한다.

그로스만에 따르면 미디어와 사회 내 폭력 수위의 상승이 서로 연결되어 있다는 증거가 흡연과 폐암의 관계보다 더 설득력 있고 명확하다. 그의 주장을 뒷받침하는 연구 보고서가 〈사이언스〉 지 2002년 1월호에 실렸다.[33] 그로스만은 그 연구의 핵심적인 결론을 다음과 같이 정리했다. "〈사이언스〉 지에 게재된 기사는 뭐든 하루 한 시간 이상 시청하는 행위는 당장은 아니더라도 장기적인 행동패턴에 심각한 위해가 될 수 있음이 분명하다."[34]

군대에서 살인에 대한 심리적 억제를 무너뜨리기 위해 사용하는 또 다른 방법에는 '옳은' 행동에 대해 보상을 주는 '고전적 조건화(classical conditioning)'[35]와 '조작적 조건화(operant conditioning)'[36]가 있다. 아이들이 즐겨 하는 인터랙티브 사격 게임도 이와 같은 자극과 반응 학습에 속한다. 이 밖에도 군대에서 병사들에게 역할모델을 주고 따라하게 하듯이 미디어는 청소년과 아이들이 모방하고 동경할 폭력적인 역할모델을 끊임없이 제공한다. 현재 텔레비전에 나이 어린 살인자가 등장할 수 없게 된 이유는 바로 그런 이미지들이 모방 범죄와 대량 살인을 유발할 수 있기 때문이다.

# 막무가내 떼쓰기에
# 대처하는 방법!

❶ 무엇을 할 수 있고, 무엇은 안 되는지에 대해 가능한 분명하고 확고한 태도를 가져라. 그리고 아이와 합의한 것은 꼭 지켜라. 부모가 확고한 내적 권위와 자기 존재에 대한 확신을 갖고 그것을 아이에게 전달할수록 아이가 떼쓰는 일이 줄어들 것이다. 이것은 단순한 권위와는 근본적으로 다르다.

❷ "나는 이것을 사지 않기로 결정했어."처럼 결심한 바에 대해 명확한 태도를 보여라. 그 이유가 타당하다면 '그것을 살 여유가 없다'는 식으로 이유를 설명하라.

❸ 쇼핑갈 때 미리 무엇을 살 건지 계획을 세우고 함께 의논하라. 이런 과정을 거치고 나면 아이는 진열된 상품에 유혹을 덜 받고 처음에 결정했던 것에 더 집중하게 된다.

❹ "안 돼!"라고 말하길 주저하지 말라. 그것은 아이에게 한계가 뭔지 알게 해준다.

❺ 정기적으로 용돈을 주고, 가치 있는 것을 사기 위해 돈을 절약하는 습관을 들이라.

❻ 사람을 대할 때 재산보다 인간 됨됨이를 중시하도록 가르쳐라.

❼ 당신의 정치적 입장을 대변할 인물 이를 테면 국회의원, 지방자치
단체 의원, 정부 관계 공무원들에게 아이들을 대상으로 한 광고 금
지 운동의 필요성을 알리고 지지하게 하라.

Set Free Childhood

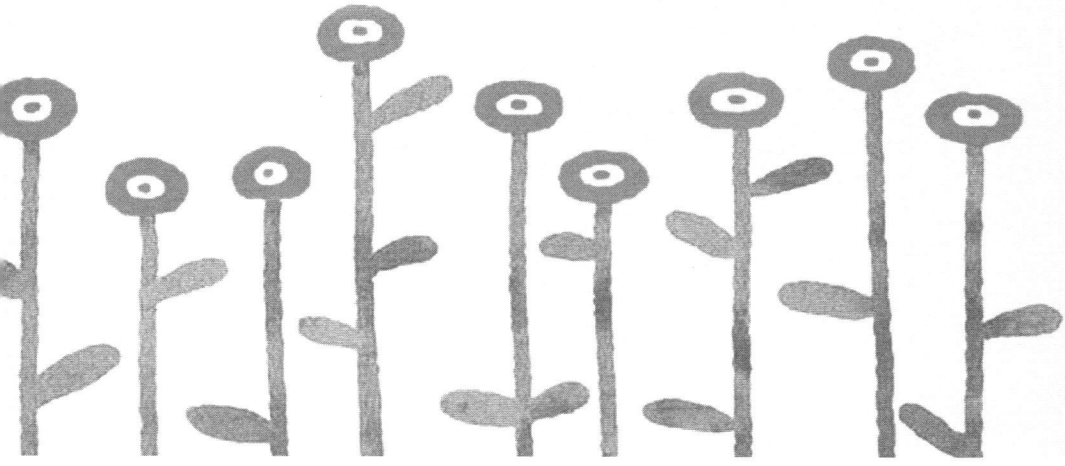

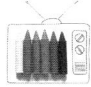

Chapter 7

# 교육 문제,
# 돈 들이고 아이 망치기

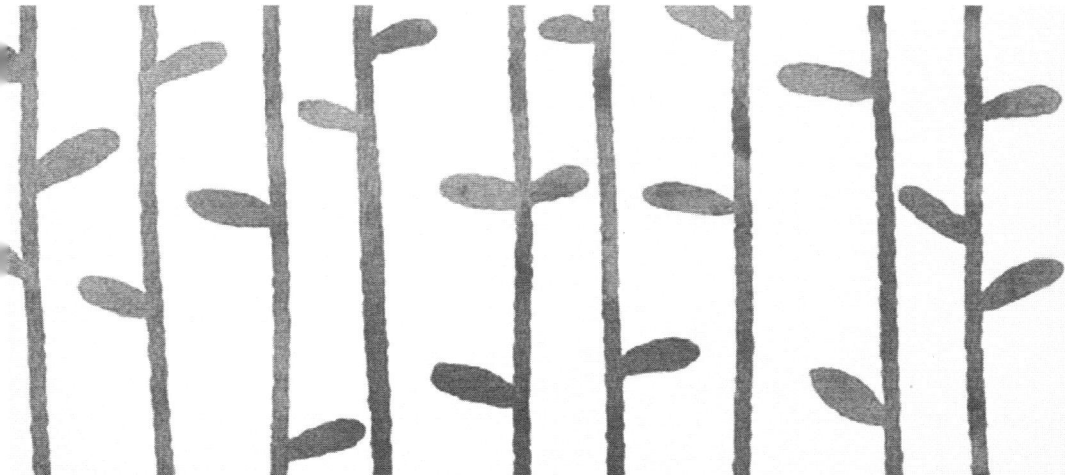

# 교실에 컴퓨터를 놓는 것이
'돈 낭비'라고?

처음 TV가 나왔을 때 그 장점을 잔뜩 부풀려 선전했던 것처럼 지금은 컴퓨터가 교육적으로 정말 유용한 도구라며 온갖 찬사를 보내고 있다. 최첨단 기기들이 학교로 물밀 듯 밀려드는 배경에는 이런 생각들이 깔려 있다.

첫째, 컴퓨터는 교사의 교육활동과 학생의 학습 모두를 증진시킨다.
둘째, 어린 아이들도 가능한 일찍 컴맹을 탈출해야 미래 세상에서 최고의 직업을 가질 수 있다.

컴퓨터가 학업 증진에 도움이 된다는 주장을 펼치는 사람들은 몇 가지 사례를 근거로 들고 있지만 하버드 교육대학원 신문 〈하버드 에듀케이션 레터Harvard Education Letter〉의 전 편집장 에드워드 밀러(Edward Mille)에 의하면 그 사례 조사는 "너무나 오류가 많아서 조사라고 부를 수조차 없다. 아무런 가치가 없다."고 한다.[1] 최고 권력자가 아이들 학교 책상에 컴퓨터를 한 대씩 놓아야겠다고 마음을 먹는다면 결국 컴퓨터는 교과서를 밀어내고 그 자리를 차지하고 말 것이다. 이런 결정을 추진하게 하는 근거로 제시되는 것은 3세 아이들에게 교육용 컴퓨터 프로그램을 가지고 놀게 했더니 아이들이 간단한 문장을 이해하는 걸로 봐서 이걸 사용하면 아이들이 글자를 깨치게 될 거라는 추정이다!

〈데일리 메일Daily Mail〉의 사회부 기자인 스티브 도허티(Steve Doughty)가 2002년 10월 25일자로 실은 기사를 보면 좀 더 이해가 될 것이다.

"한 주요기관의 연구 결과 교실에 컴퓨터를 설치하는 것이 학생들의 학업에 크게 도움이 되지 않는다는 주장이 제기되었다. 이 조사를 통해 학교 정보화 사업에 엄청난 돈이 들어갔지만 대부분이 헛되이 쓰였다는 증거가 발견되었다. 차라리 그 돈을 교사 수를 늘이는 데 사용하는 편이 나았을 것 같다."

이 연구에 참여한 학자들은 세상에서 가장 방대한 규모의 학교 정보화 사업 사례 중 하나를 조사했다. 특히 수학 같은 일부 과목에서는 컴퓨터를 이용한 수업이 오히려 더 학습 속도를 지연시키고 있었다. 영국 왕립 경제학회가 〈경제 저널Economic Journal〉에 발표한 연구는 1990년대 이스라엘에서 복권 기금 수백만 달러를 학교 정보화 사업에 쏟아 부은 뒤 실시한 학생들의 학업 성취도 조사에 바탕을 두고 있다. 매사추세츠 공대 MIT의 앵그리스트(Angrist) 교수와 예루살렘의 히브리 대학의 라비(Lavy) 교수는 이렇게 말한다.

"학생들의 학업수행 평가결과를 보면 지금도 교육 정보화를 위해 계속 지출되고 있는 상당한 액수의 돈이 올바르게 쓰이고 있다고 말하기 어렵다. 컴퓨터를 사는 데 지출한 돈을 다른 곳에 썼더라면 더 좋았을 것이다.

학교 정보화 사업에 지출된 돈은 6천만 파운드에 달하며, 이는 조사 대상이었던 905개 학교가 일 년 동안 4명의 교사를 추가로 채용하기에 충분한 액수이다."

두 번째 주장, 즉 아이들이 IT 기술을 빨리 터득하지 않으면 좋은 직장을 얻지 못할 거라는 주장이야말로 근거가 빈약하다. 첨단 기술과 고용 시장의 변화추이는 바로 몇 년 앞도 장담할 수 없을 만큼 예측이 어렵기 때문이다. 기업 관계자들도 업무에 필요한 IT 기술은 입사 후에도 단 몇 주 안에, 그것도 학교에서 배우는 것보다 더 체계적으로 배울 수 있다고 말한다. 이들은 그런 기술보다 자기 주도적이며 스스로 배우고 사고할 수 있으며 적응력과 창조력이 뛰어난, 그리고 의사소통 능력과 폭넓은 인생 경험을 가진 젊은이들을 원하고 있다.

미국 아동 연합이 발표한 중요한 보고서, 〈바보들의 황금 Fool's Gold〉이나 앨리슨 암스트롱(Alision Armstrong)과 찰스 케이스멘트(Charles Casement)가 쓴 〈어린이와 기계 the Child and the Machine〉 같은 책은 물론이거니와 〈컴퓨터에 대한 망상 The Computer Delusion〉을 쓴 토드 오펜하이머(Todd Oppenheimer) 같은 사회비평가들도 디지털 미디어가, 특히 7세 미만의 아이들의 학습에 도움을 준다는 주장에 대해 대단히 회의적이다.

오펜하이머는 모든 교실마다 컴퓨터 한 대씩을 놓아야 한다고 주장하는 36명의 클린턴 과학기술 특별전문 위원회가 모두 과학기술을 옹호하는 이들로 구성되어 있음을 지적했다. 그 중 2/3가 미디어 산업이나 첨단 산업에 종사하고 있었고, 학교에 컴퓨터를 놓았을 때 생길 수 있는 부작용에 대해 생각해본 적 있느냐는 질문에 전혀 없다고 대답했다. 학급당 학생 수는 줄이고 교사 수는 늘리는 조치나 음악, 미술, 읽기 교육을 확대하거나 급식의 질을 향상시키는 조치, 또는 책과 도서관 관련 지출을 확대하고 학교 건물을 개보수하는 등의 다른 정책이 가진 상대적 장점에 대해선 한 번도 생각해 본 적이 없는 것이다.

디지털 미디어가 아이들의 교육과 성장을 책임지게 되었을 때 생길 수 있는 위험에는 다음과 같은 것들이 있다. 이제부터 이 요소들을 하나씩 살펴보기로 하겠다.

- 창의성과 지적 능력 발달에 미치는 악영향
- 가상현실과 실제 경험
- 언어와 문자 해독 능력
- 읽기
- 집중력, 주의력 부족

# 진짜 즐거움을 모르는 아이들
## – 창의성과 지적 능력 발달

 읽기 교육용 컴퓨터 프로그램들이 읽기를 가르칠 때 진짜 책이나 인간을 접하지 않고 디지털 미디어를 사용한다는 점을 빼두고서도 지금껏 별로 좋은 평가를 얻지 못했다. 예를 들어 미국에서 10만 곳이 넘는 학교에서 사용하는 '리더 래빗(Reader Rabbit)'이라는 읽기용 컴퓨터 프로그램을 보자. 이 프로그램의 도입 이후 결과적으로 아이들의 창의성 측정치가 50%나 감소했다. 유치원에 다니는 아이들에게 이 프로그램을 7개월 동안 사용하게 했더니 간단한 질문에도 대답하지 못했고, 창의적인 생각을 자유롭게 펼치는 브레인 스토밍도 힘들어 했다.

 창조적인 작업을 할 수 있으려면 생각이 독창적이어야 하고 내면의 상을 생생하게 끌어낼 수 있어야 한다. 즉 꿈꾸고 놀이를 할 수 있어야 한다는 것이다. 앨버트 아인슈타인이 말한 것처럼 지식의 근본 토대는 상상력과 경험이다. 당신의 아이가 지적으로 우수하기를 원한다면 아이들에게 이야기를 들려주라. 디지털 미디어에서 나오는 획일화된 상밖에 접하지 못한다면 상상력이 자랄 여지는 없어지고 말 것이다. 아이들에게는 창의성과 재치 있는 생각을 자극해줄 수 있는 열린 공간과 자유로운 시간이 필요하다. 독일에서 유치원 아이들을 대상으로 한 달 동안 장난감을 모두 치워버리는 실험을 했다. 처음에는 어찌할 바를 모르던 아이들은 곧 주변에 널린 소소한 물건들을 가지고 온갖 기발한 놀이를 창조해내며 창의적으로 놀기 시작했다.[2]

아이들이 가장 좋아하는 것은 직접 몸으로 경험하며 배우는 경험적 학습이다. 자연의 세계를 탐험하면서 맛보는 경이로움과 발견의 짜릿함을 느끼고 싶어 한다. 밤하늘의 별 보기, 개구리 잡기, 으슥한 밤중에 오소리 관찰하기는 인터넷과는 비교도 할 수 없는 진짜 즐거움이다. 천체물리학자 클리포드 스톨(Clifford Stoll)은 진짜 세계가 가상 세계보다 우선되어야 한다고 말한다. "나는 최신 곤충학 연구 자료가 담긴 인터넷 동영상을 보느니 차라리 6학년짜리 아이가 금관화 꽃 들판에서 제왕나비 애벌레를 관찰하고 쓴 나비에 관한 작문을 읽겠다."[3]

# 눈과 입이 막혀 버린 아이들
## – 언어와 문자 해독 능력

디지털 미디어는 언어와 문자 능력에 심층적인 영향을 줄 수 있다. 앞서 언급했던 연구를 예로 들자면 샐리 왈드 박사는 부모와의 대화 부족과 오디오와 TV에서 나오는 끊임없는 소음으로 인해 유치원생 5명 중한 명 꼴로 언어 발달이 지체되고 있음을 밝혀냈다. 영국 버밍엄의 한 가난한 교외지역에서는 엄마가 아기에게 많이 말 걸어주기를 장려하는 어린이 언어 발달 프로젝트가 시작되었다. 그 지역 교사들은 유치원에 입학하는 아이들이 구사할 수 있는 단어수가 과거에 비해 현저히 줄고 말하기 능력도 빈약해져가는 추세를 경험으로 느껴 알고 있었다.

영유아들의 언어 능력이 뒤떨어져가는 이유에 대해 주거 문화가 연립 주택에서 고층 아파트로 바뀐 것, 대가족의 해체, 편부모 가정과 소외된 아이들의 증가, 아기와 놀아주거나 대화를 하지 않는 부모 등이 원인으로 제시되었다. 샐리 왈드의 연구로 밝혀진 것처럼 텔레비전 역시 하나의 원인으로 지목되고 있다. 영국 교직원 노동조합에 따르면 텔레비전이 등장한 이후 구전 동요가 잘 전승되지 않고 있다고 한다.[4]

영유아 교사들은 구전 동요가 어린 아이들의 말하기와 언어 능력, 숫자 개념을 발달시키는 데 지극히 중요한 역할을 한다고 말한다.

'하나, 둘, 셋, 넷, 다섯, 물고기 한 마리를 잡았어요(One, two, three, four, five, once I caught a fish alive)'나 '열 개의 초록 병(Ten Green Bottles)' 같은 동요는 숫자와 단어, 운율을 가르쳐줄 뿐만 아니라 신체 협응 능력을 키우는 데도 아주 효과적이다. 'Humpty Dumpty'나 '잭이 지은 집(This is the house that Jack built)' 같은 동요를 부르면서 아이들의 어휘력이 크게 성장한다. 이런 동요를 가족과 함께 부르며 배운 아이들은 5세가 되면 무려 2,000개의 단어를 구사할 수 있고 색깔, 모양, 숫자도 이해한다. 하지만 학교 입학 무렵 고작 50개의 단어밖에 구사하지 못하는 아이들도 많은데 텔레비전의 영향이 결코 적다고 할 수 없다.

영국 여교사 노조의 특별 대책팀 대표를 맡고 있는 피어스 프라이스(Pierce Price)는 구전 동요를 '이방의 문화'라고 말했다. 특별 대책팀 소속 교사들은 구전 동요가 텔레비전에서 나와도 아이들은 따라 부르지 못한다고 한다. 그들은 아이들이 구전동요를 모르는 이유가 텔레비전이란 미디어의 속성이 '보고 배우기'보다 '보고 잊어버리는' 것이기 때문이라고 생각한다.

아이들은 모방과 귀 기울여 듣기, 그리고 살아 있는 인간과의 대화를 통해 말하기를 배운다. 언어를 배우려면 다른 화자를 통해 언어의 '정령'을 만나고 언어의 생명력, 감각, 몸짓을 만날 수 있어야 한다. 전자적으로 재생된 목소리는 결코 진짜 대화를 대체할 수 없다. 디지털 미디어는 두뇌 언어영역의 발달을 지연시켜 언어 속으로 몰입하는 감각을 둔하게 만든다. 그것도 '언어 감각이 최고로 예민한' 나이, 결정적인 '발달의 창'이 열린 시기에 말이다.

"엄마, 저에게 말 걸어주세요."라는 캠페인 문구에는 이루 다 말할 수 없이 중요한 의미가 담겨있다. 처음에 아기들은 주위의 대화를 듣고 자기들에게 하는 말도 상당부분 이해한다. 좀 더 자라면 '옹알이'를 하면서 발성기관을 훈련시키다가 마침내 단어를 모방하는 단계에 이른다. 이때 아기들은 보통 한 번 따라하기 시작한 단어를 수도 없이 되풀이하기 마련이다. 형제자매나 부모와 달리 TV나 컴퓨터 화면은 대답을 기다려주지도 미소를 짓거나 따뜻하게 안아주지도 않는다.

모방과 예행연습, 반복을 통해 아기들은 단어와 어구, 다른 사람에게서 배운 의미를 자유자재로 구사하게 된다. 대화야말로 언어 발달에 있어 최적의 조건이다. '작은 양치기 소녀(Little Bo Peep)'나 '빵집 아저씨 케이크를 구워주세요(Pat-a-Cake, Pat-a-Cake, Baker's Man)' 같은 라임을 반복하면서 발음이 명확해지고 언어 감각의 토대를 튼튼히 닦고, 단어와 리듬 속에서 재미를 발견하는 기쁨을 누릴 수 있다. 구전동요와 노래, 이야기의 곳간이 풍성한 아이는 분명히 학교에 갔을 때 그 진가를 발휘하게 될 것이다.

한 병원 놀이치료사가 조음 장애[5] 문제로 내원한 어린 소년의 사례를 들려주었다. 그 아이는 텔레비전을 아주 많이 보고, 총이라면 사족을 못 쓰고 좋아했으며, 구사할 수 있는 단어수가 극히 적었다. 그가 제일 자주 쓰는 단어는 '탕! 탕!'이었고, 복합적인 언어장애를 갖고 있었다. 치료와 함께 TV 시청을 제한하자 당장 말이 늘기 시작했다.

언어 발달에 있어 핵심 요인은 가정과 학교에서 대화와 진정한 인간

관계가 얼마나 존재하느냐 하는 것이다. 아이가 말을 잘하게 하고 싶다면 아이보다 말을 잘하는 화자의 격려를 받으며 꾸준히 대화를 나누게 하라. 디지털 미디어는 도움이 되지 않는다. 4, 5세가 되어 유치원에 입학하면 언어를 보다 유창하게 구사할 수 있도록 적절한 자극을 주어야 한다. 인터랙티브 소프트웨어가 아니라 얼굴을 맞대고 하는 대화가 언어 발달에 있어 가장 좋은 방법이며, 책을 잘 읽는 사람이 낭송도 잘하고 말도 잘하기 마련이다.

# 교사를 당황시키는 아이들
## – 읽기와 쓰기

내가 근처 학교의 8살 아이들 학급을 참관하러 갔을 때 담임교사는 몇몇 아이가 도무지 책을 읽으려 하지 않는다고 말했다. 읽기 능력 자체는 완벽했지만, 읽기에 도무지 흥미를 보이지 않거나, 읽고 있는 책 속으로 몰입하지를 못했다. 책을 읽기 위한 주의 집중을 유지하는 것도 힘들어 했고 끈기도 없었다. 읽은 내용에 대한 이해도 그저 막연한 수준에 불과하다고 했다. 담임교사는 이런 현상이 가정에서 항상 디지털 미디어를 끼고 사는 것과 집안에 책 읽는 습관이 존재하지 않는 데서 기인한다고 생각하고 있었다. 그 학급에서 TV를 안 보는 아이들은 가정에서 규칙적으로 책을 읽고 있었고 학업성적도 우수했다.

1980년대 이후 영국에서는 11살 아이들의 읽고 쓰는 능력이 성별에 따라 16%나 차이가 났고, 16살 아이들의 경우 남녀의 격차는 10%였다. 교사들은 당황했고 전문가들마다 서로 다른 원인을 주장했지만 통계조사를 보면 남자아이들은 TV나 컴퓨터 게임을 하느라 책을 멀리하고 있음을 알 수 있다. 이들은 TV와 게임이 훨씬 재미있고 책은 일방적이며 지루하다고 생각하고 있었다. 1980년대 후반부터 컴퓨터 게임 산업이 주로 남자아이들을 겨냥해 성장하면서 독서가 여성 취향의 활동으로 치부되기 시작했는지도 모른다.

읽기와 쓰기 능력은 사회를 이루는 기본이다. 글을 모르는 사람들은 스스로를 사회의 아웃사이더라고 여기거나 다른 이들이 손가락질한다고 생각하기도 한다. 컴퓨터 시대에 읽기 쓰기를 강조하는 것이 시대에 뒤떨어진 사고방식처럼 여겨질 수도 있지만 이는 지금도 변함없이 반드시 갖추어야 할 능력이다.

우리는 이미지가 인쇄된 글자를 대체하는 전자 시대에 살고 있다. 인쇄 문화가 보편화되기 전에는 대부분이 구전 문화였다. 대서양에 위치한 페로스 제도의 사회상을 조사할 때 나는 그곳의 나이 많은 이들을 통해 풍성한 구전 문화를 접할 수 있었다. 축제 때면 이들은 새벽 일찍부터 민족 고유의 고대 서사시와 신화, 이야기, 서정시를 낭송하곤 했다. 과거에는 이런 문화에 사는 아이들은 옛 서사시와 이야기를 듣고 배우고 낭송하면서 상상의 세계 속으로 들어가곤 했다.

인쇄 문화 시대까지는 구전 문화의 전통 일부가 살아남아 어린이들에게 전해졌다. 아이들은 잠자리에서 이야기를 들었고, 아이들은 상상의 세계, 언어와 시, 음악의 세계를 탐험하면서 어른들로부터 전래동요와 놀이를 배웠다. 교사들은 이렇게 풍성한 구전 문화를 배우고 익히는 것을 읽기와 쓰기를 본격적으로 배우기 전에 진행되는 건강한 준비단계로 여겼다. 발도르프 교육을 추구하는 중부 유럽 유치원의 교육 목표는 7세 무렵 학교에 입학하기 위한 준비과정으로 놀이와 사회성, 언어능력을 풍요롭게 가꾸는 것이었다.

오늘날 유치원 아이들은 잠자리에 들기 전에 비디오를 보고 낮에는 컴퓨터 게임을 한다. 디지털 미디어는 이들의 문화에 지대한 영향력을 행사하고 있다. 슬프게도 학교 다니는 아이들이 가장 좋아하는 여가 활동 후보목록에서 독서는 벌써 퇴출된 지 오래다.

많은 부모들이 마음속으로는 책 읽기가 TV 시청보다 아이들에게 더 좋다고 생각한다. 이 두 가지 활동의 성격을 비교해 보면 보다 많은 것이 분명해진다. 책을 읽기 위해서는 집중력과 주의력, 사고력, 상상력 그리고 '내적인 상'을 가지고 그것을 시각화할 수 있는 능력이 필요하다. 텔레비전을 볼 때는 굳이 집중할 필요가 없다. TV 시청은 사고를 흐릿하게 만들고, 내면의 상을 전자적으로 생성한 이미지로 치환해버리면서, 상을 시각화하는 능력을 무력하게 만들고, 4장에서 본 것처럼 뇌를 수동적인 상태에 머물게 한다.

책을 읽을 때는 읽는 속도를 조절할 수도 있고, 너무 흥미진진할 때는 잠시 책을 내려놓고 호흡을 가다듬을 수도 있지만, 스크린은 속도의 통제권을 쥐고 두뇌의 주의집중을 강요한다. 이렇게 반쯤 최면에 빠진 아이들은 TV를 끄고 싶어도 끄지 못한다. 책을 읽는 이는 책에 대한 통제권을 갖고 있지만, 텔레비전이나 컴퓨터 게임에서는 대개 기기가 통제권을 쥐고 있다. 책을 읽을 때는 책 속에서 벌어지는 사건이나 사람들에 대해 자기만의 고유한 상을, 자기 속도에 맞게 창조해낼 수 있고 그러면서 이해력이 신장된다. 텔레비전은 한 가지 소설, 예를 들어 〈비밀의 화원〉 같은 소설에 대한 똑같은 해석을 수백만 명의 독자들에게 주입한다. 책을 읽는 사람은 저마다 자기 나름의 해석본을 만들 수 있다. 뿐만 아니라 책을 읽는 이는 글을 쓸 수도 있고 그러면서 책이라는 미디어 자체를 이해할 수도 있지만, TV 시청을 위해서는 어떤 기술도 필요하지 않다.

이런 차이는 뇌파 연구에서도 확인된다. 인쇄물과 텔레비전에 대한 뇌의 전자 반응을 실험한 결과 글을 읽을 때의 뇌파는 '편안한 집중, 흥미, 그리고 사고활동의 양태'를 보여주었다. 텔레비전에 대한 반응은 지루할 정도로 느슨하고 나른한 상태였고 알파파가 많았다. 텔레비전을 시청하는 사람들은 텅 빈 공간을 응시할 때와 유사한 알파파 상태에 빠지곤 한다.

심리 생리학자인 토마스 멀홀랜드(Thomas Mulholland)와 매사추세츠 주 햄프셔 대학의 텔레비전과 심리 담당 교수인 피터 크라운(Peter Crown)은 이 뇌파 연구의 유효함을 입증했다. 이들은 뇌파를 측정하는 전극을 성인과 어린이 시청자의 머리에 연결했다. 실험 전 이들은 흥미진진한 프로그램을 시청하는 아이들은 집중력이 높은 상태의 뇌파를 보여줄 거라는 가설을 세웠다. 다시 말해 아이들이 프로그램의 내용에 반응을 보일 거라 예상했던 것이다. 실험결과가 예상과 전혀 다르게 나오자 이들은 무척 놀랐다. TV 보는 사람들의 뇌파에서는 알파파가 크게 증가했고, 이는 '캄캄한 곳에 가만히 앉아 있는' 것과 같은 수동적 상태를 의미한다.[6]

요약하자면 책을 읽는 사람은 기민하며 자신이 깨어 있음을 의식하고 있었고, 책 읽는 속도에 대한 통제력이 있으며, 이야기의 재창조 작업에 능동적으로 참여하고 있다. 반면 TV를 보는 사람은 주의가 산만하고 의식이 또렷하지 않은 상태이며 자동적으로 주어지는 이미지를 받아들인다. 멀홀랜드 연구의 의미는 텔레비전을 보는 동안 우리는 사실상 무심하고 나태한 태도를 키우는 중이며, 그동안 자아, 즉 '나'는 사고와 느낌, 행위의 능동적인 주체로 존재하지 않는다는 것이다. 우리의 생각은 뭔가에 취한 듯 멍해지고, 나의 의식적인 자아가 잠시 자리를 비운 동안 무방비로 열린 사고와 유기체의 무의식에 텔레비전의 상이 각인된다.

텔레비전 시청은 독서와 근본적으로 다르다. 텔레비전은 주의집중 지속시간을 짧아지게 하지만, 독서는 오랫동안 주의를 기울일 수 있는 힘을 자극하고 육성한다. 책은 아이들의 집중력을 TV처럼 완전히 사로잡거나 혹은 계속해서 방해하는 대신 꾸준히 유지하게 한다. TV에는 수많은 이미지와 정신없이 빠른 움직임이 가득하다. 반면 독서에는 사고, 사색, 그리고 자기에게 편안한 속도의 움직임이 있다. 읽다가 잠시 내려놓을 수도 있고 다시 집어들 수도 있다.

어린 아이들은 보통 책을 읽어주는 어른이나 형, 누나와 함께 책을 본다. 책이 일종의 사교활동이 되는 것이다. 책을 읽어주면서 당신은 아이와 이야기를 나눌 수도 있고, 잠자리에 누워 그 이야기를 나눌 수도 있다. 어린 아이들에게 TV는 반사회적 활동이 되는 경우가 다반사다. 별 대화 없이, 심지어는 혼자서 아무 말 없이 보기만 할 때도 있다. 텔레비전은 항상 모든 답을 다 준다. 하지만 아이들에게 가장 효과적인 학습은 스스로 질문을 할 때 일어난다.

이런 주제로 부모들과 토론할 때면 TV를 언제부터 보게 하는 게 좋으냐는 질문을 많이 받는다. 이에 대해 나는 아이가 책 읽기를 좋아한 이후부터 보여주라고 말한다. 7세에서 9세 무렵 독서 습관이 확고하게 자리 잡을 때까지는 TV 시청으로 인해 책 읽는 능력과 즐거움이 훼손

될 수 있다. 이런 제안을 뒷받침해주는 연구 결과 중 하나는 예일 대학의 제롬과 도로시 싱어의 연구로, 이들은 TV를 적게 보는 아이들이 많이 보는 아이들에 비해 훨씬 읽기를 쉽게 배운다는 것을 밝혀냈다.

태니스 맥베스 윌리엄스는 자신의 연구에서 노텔 지역 2학년 아이들이 유니텔이나 멀티텔 지역의 2학년들보다 읽기 능력 테스트 점수가 높다는 것을 밝혀냈다. 4년 후 노텔 지역에 TV가 들어오자 세 지역 2학년 아이들의 읽기 능력에 차이가 없어졌다. 윌리엄스는 이런 현상을 전 같으면 책을 읽었을 시간에 TV를 보면서 읽기 능력이 뒤떨어지게 된 것이라고 설명했다.

# 가만히 있지 못하는 아이들
## – 집중력, 주의력 부족

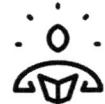

1950년대 초반부터 다양한 유형의 집중력 장애가 아이들 사이에 급속하게 번져가기 시작했다. 될 수 있는 한 몸을 움직이지 않으려는 생활 습관, 아이들이 스스로의 감각을 차단하게 만드는 시끄러운 가정 환경, 가공식품과 패스트푸드, 어른들의 관심 부족, 어려서부터 디지털 미디어의 소리를 배경음악처럼 들으며 생활하는 환경이 원인으로 지적되고 있다.

학교생활을 잘 하기 위해서는 주의력, 집중력, 귀 기울여 듣는 능력, 기억력, 그리고 한 가지 활동을 일정한 시간 이상 지속할 수 있는 끈기가 있어야 한다. 집중력이 부족한 아이는 당연히 학교생활이 힘들 것이고, 그러다 보면 수업을 방해하고 말썽을 부리는 식으로 반응하게 될 수 있다. 아이가 끊임없이, 만성적으로 자극이 될 만한 것들을 쫓아다니는 것도 주의력 결핍과 과잉행동의 원인이 될 수 있다. 학교에서는 모든 일이 훨씬 느리게 진행되기 마련이고, 아이는 원하는 만큼의 자극을 맛보지 못하기 때문에 금단 증상을 겪기도 한다. 너무 어린 나이에

속사포 속도의 전자 세계에 과잉 노출되면 학교라는 느린 환경이 결코 충족시켜줄 수 없는 감각 중독으로 이어지게 된다.

흥미롭게도 일상의 리듬이 엉망이고, 부모는 언제나 바쁘게 서두르고, 항상 TV가 켜져 있는 가정이 집중력 장애를 일으키는 원인으로 지목되고 있다. 그런 가정의 아이들은 또래에 비해 디지털 미디어 의존도가 훨씬 높고 시청시간도 훨씬 길다. 그리고 부모가 TV를 끌어안고 사는 집의 아이들은 집중력 결핍 장애를 가질 확률이 훨씬 높다.[7]

정말 생리적인 이유로 집중력 문제를 겪는 아이들의 비중은 상대적으로 미미함에도 불구하고 지금껏 수백만 명이 넘는 미국 아이들에게 너무나 쉽게 리탈린이라는 약을 처방해왔다. 리탈린을 복용하면 아이들이 정말 얌전해지긴 하지만 반드시 심각한 부작용이 뒤따른다. 아동 심리학자 존 로즈몬드(John Rosemond) 역시 디지털 미디어는 '아이들에게 필로폰과 같은 마약'이며 '리탈린이 일시적으로는 효과가 있을지 모르지만, 약을 통한 치료는 행동상의 문제나 동기유발 문제를 개선시키지는 못한다'고 생각한다. 집중력 결핍 문제를 가진 아이들은 '텔레비전을 볼 때만' 가만히 앉아 있을 수 있다. 로즈몬드는 먼저 아이의 가정에서 집중력 결핍 증상을 악화시킬 만한 요소가 무엇인가를 물었다. 집에서 TV를 치우자 단 6주 만에 아이의 행동이 좋아지기 시작하는 것을 부모들은 눈으로 확인했다. 하지만 예상할 수 있듯이 이처럼 간단하면서도 약에 의존하지 않는 해결책을 내놓은 로즈몬드는 리탈린이 없으면 지금까지의 생활습관을 유지할 수 없다고 위협을 느낀 부모들과 마찰이 생겼다.[8]

그러다 보니 집중력 장애의 주요 원인인 지나치게 자극 많고 바쁜 생활태도를 고치는 대신 약으로만 해결하게 된다. 자극이 너무 많은 세상에 적응하려 애쓰다가 강한 감각 자극에 중독되어 버린 아이들에게 결국은 그 문제를 더욱 악화시킬 또 다른 약을 주는 것이다.[9]

학교 현장에 IT 기술과 학습용 소프트웨어를 더 많이 도입하라는 압력이 갈수록 거세지고 있다. 이제 컴퓨터는 영국의 저학년 교실과 국정 교육과정의 필수요소가 되었다. 하지만 학교에서마저 컴퓨터 소프트웨어를 다루게 된다면 집중력 문제가 더 악화되고 복잡해질 것이고, 종내는 진짜 사람과 진짜 책을 이용한 읽기 학습 자체가 퇴출될 수도 있다. 과잉행동을 보이는 아이들에게 부모와 교사가 할 수 있는 최악의 행동은 비디오 게임과 교육용 소프트웨어를 안겨주는 것이다. 그들에게 필요한 것은 흥미로우면서도 성장을 돕는 차분하고 체계와 질서가 있는 환경이다.

또 다른 결과는 교육이 '교육 오락', 즉 즉각적인 만족과 재미를 추구하는 방향으로 흘러가버릴 수 있다는 것이다. 건강한 배움을 위해서는 적절한 과제와 인내, 규율, 원리를 배우고 응용하면서 관계를 이해해나가는 것이 필요하다. 제인 힐리는 교육용 소프트웨어가 정작 중요한 학습에 대한 아이의 입맛을 망가뜨리는, 전자라는 설탕을 듬뿍 뿌린 학습이라고 본다.[10] 배움을 쉬운 게임과 맞바꾸는 것은 아이에게서 '자신을 극복하는 기쁨'[11]을 빼앗는 일이다.

# 결론 : '너무 많은 것을
# 너무 빨리' 주는 것의 위험성

아이는 성장하는 데 오랜 시간을 필요로 한다. 건강하고 온전한 어른으로 성장하고자 한다면 말이다. 풍요로운 어린 시절은 인생의 든든한 반석이다. 하지만 성장의 속도를 억지로 앞당기면 '일찍 여문 만큼 일찍 썩을' 수 있다. '너무 많은 것을 너무 빨리' 주는 문화 속에서 어른들은 할 일을 쉽게 빨리 처리하고 당장의 과제는 해결하며 살지 몰라도, 아이들에겐 아동기가 상실되는 결과로 이어질 수 있다. 물론 아이들의 상황 적응력은 뛰어나지만 그래도 분명히 한계는 있다. 모니터에 대한 근본적인 부적응도 그 한계 중 하나다. 모니터는 너무나 강력하고 자극적인 미디어다. 아이들의 뇌는 도저히 그것을 감당하지 못한다. 앞서 살펴본 것처럼 프로그램 내용과 컴퓨터 게임은 우리의 주의집중을 강제하도록 만들어져 있다.

'너무 많은 것을 너무 빨리' 줄 수 있다는 위험에도 불구하고 일부 부모와 소프트웨어 산업은 아기들마저 컴퓨터 프로그램으로 점프 스타트시키려 하고 있다. 영국에서는 '점프 어헤드(Jump Ahead)'라는 이름으로 팔리고 있는 '점프 스타트 베이비' 소프트웨어에는 마우스로 클릭하면서 신체 부위나 의복 명칭을 말하게 하는 게임이나 까꿍 놀이 게임이 담겨 있다. 이 게임은 아이를 '시동을 걸어야' 하는 기계나 생체 컴퓨터로 바라보고 있다. 하지만 무수히 많은 연구 자료가 입증하듯이 그런 '시동 걸기'는 아이의 뇌에 손상을 줄 수 있으며 이에 관해서는 앞서 살펴보았다.

아동발달에 대한 발달 심리학자들의 연구를 통해 어린 아이들이 어떻게 배우는가에 관한 새롭고도 경이로운 사실이 속속 밝혀지고 있다. 예를 들어 제인 힐리는 디지털 미디어는 아이들의 뇌와 학습에 유해할 수 있음을 매우 설득력 있게 주장한다.[12] 샐리 고다르드 블라이스(Sally Goddard Blythe) 박사는 영국의 성당 부설 합창 학교[13]에 다니는 평균적인 학생들의 학습 성취도가 높다는 사실을 알게 된 후, 노래와 음악이 어떻게 아이의 성장 발달을 돕는가에 관한 설득력 있는 논지를 펼쳤다.[14] 이들은 율동이 잠들어 있는 배움의 힘을 일깨운다는 사실을 알게 되었다. 샐리 젠킨슨의 연구도 어린 시절에 했던 기발한 놀이가 어른이 되었을 때 창의적으로 일할 수 있는 밑바탕임을 웅변적으로 입증한다.[15]

샐리의 연구에는 발도르프 유치원 등 일선 현장에서 실제로 수업했던 경험이 담겨있다. 발도르프 교육을 하는 이들의 목표는 '가능한 한 많이, 가능한 한 빨리'라는 가치관을 맹목적으로 추종하는 것이 아니라 아이가 준비가 되었을 때 자신의 성장 발달 단계에 적절한 것을 배우게 하는 것이다.

디지털 미디어가 아이의 뇌와 학습에 얼마나 위험한가에 대한 제인 힐리 박사의 근심어린 발언으로 마무리를 지으려한다. 모든 교육자와 교육 정책을 입안하는 이들에게 경종이 되기를 바란다.

"연구 결과는 그것이 직접적으로는 뇌에, 그리고 관련된 학습 능력 양자에 악영향을 미칠 수 있음을 역설한다. 특히 스스로의 힘으로 주의집중을 유지하는 힘, 적극적으로 문제에 매달리는 힘, 지적 판단력을 갖추고 귀기울여 듣는 힘, 이해하면서 읽는 힘, 효과적으로 언어를 사용하는 힘 같은 능력들이 위태로워지고 있다. 디지털 미디어에 얼마나 노출되었을 때 이런 문제가 생기는지 아무도 알지 못한다. 마찬가지로 신체 활동, 다른 이와 함께 혹은 혼자 하는 놀이, 독서, 따뜻한 격려가 동반된 대화, 자신의 상상 속을 고요히 거닐 수 있는 시간이 크게 부족해졌을 때, 그것이 전반적인 지능에 어떤 영향을 미치는지에 관한 어떤 정보도 우리에게는 없다."[16]

Set Free Childhood

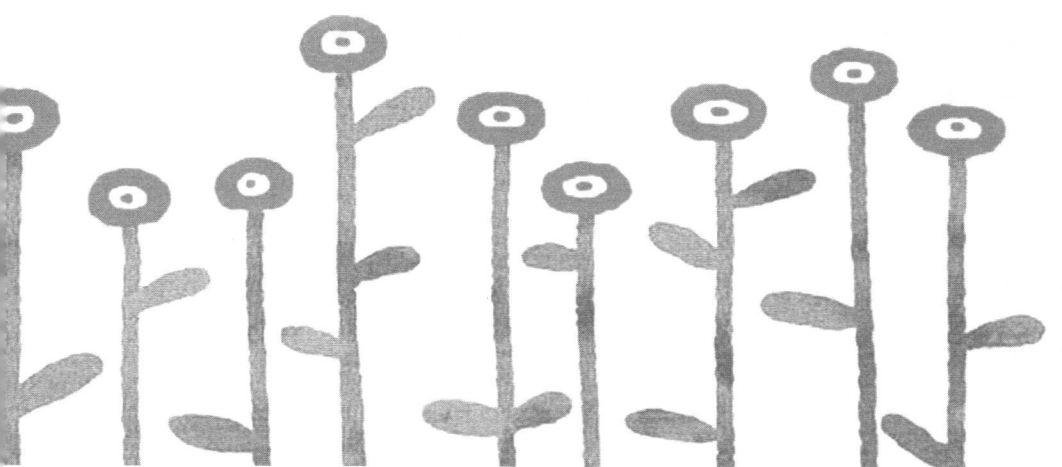

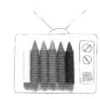

Chapter 8

# 그러니 언제부터
# 허락해야 할까?

어떻게 해야 의식적이고 책임 있는 선택을 할 수 있을까? / 결론 : 아이의 디지털 미디어
사용은 늦을수록 좋다!

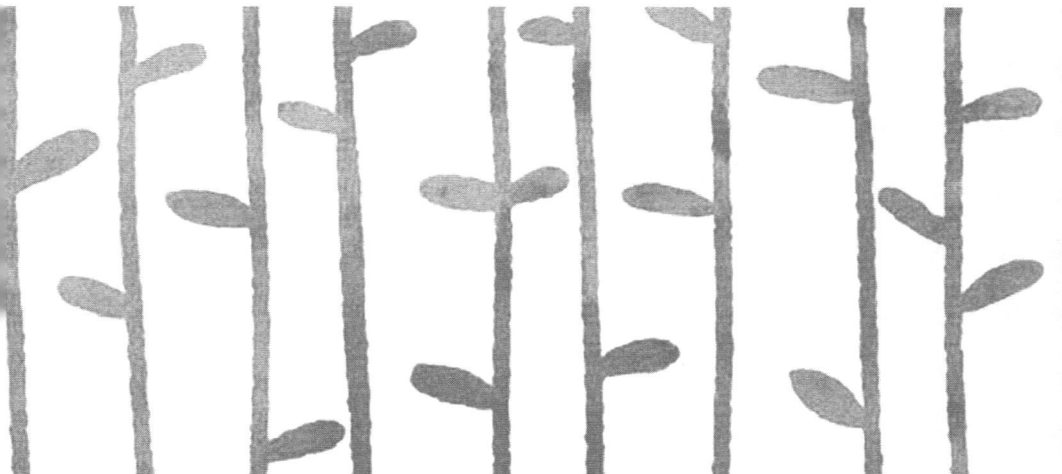

# 어떻게 해야 의식적이고 책임 있는 선택을 할 수 있을까?

　수많은 연구 자료들을 읽다 보면 디지털 미디어가 아이들에게 미치는 부정적인 영향이 긍정적인 면보다 훨씬 많다는 결론에 이르게 된다. 아이들의 눈과 귀를 사로잡도록 만들어진 스크린은 아이들은 말할 것도 없이 어른들도 쉽게 전원을 끄지 못하게 만드는 강력한 전자 마약이다.

　오늘날의 우리는 갈수록 숨 가쁘게 빨라지는 사회, 전자 시스템이 주 7일, 하루 24시간 내내 운영되는 사회에 살고 있으며, 이런 분위기는 닷컴 세대의 의식 깊은 곳까지 영향을 주고 있다. 미국, 영국에서 수백만 명의 아이들이 주의력 결핍 과잉행동 장애(ADHD : Attention Deficit Hyperactivity Disorder)라는 진단을 받고 있다. 최근에는 좌절을 견디는 힘이 지극히 낮은 이른바 '폭탄 어린이(explosive children)'까지 등장하기 시작했다. 스트레스 관련 질환에 시달리는 어른도 갈수록 늘어가면서 책상 분노(desk rage)나 길거리 분노(road rage), 비행기 분노(air rage) 같은 새로운 이름표를 단 스트레스 폭발이 곳곳에서 일어나고 있다. 말 그대로 직장 내에서나 운전 중에, 또 비행기 운행 중 승객이나 승무원이 스트레스를 감당하지 못하고 폭언이나 폭력적인 행동을 하는 것을 말한다.

지금까지는 많은 이들이 새로운 전자 기술의 등장을 반갑게 맞이했고, 그럴 만도 했다. 우리는 직장과 가정에서 첨단 기술을 최대한 활용할 수 있는 방법을 찾으려 하면서 긍정적으로 반응했다. 하지만 스크린 문화가 아이들의 성장 발달에 광범위하면서도 부정적인 영향을 준다는 연구 결과들을 보면서 몇 가지 근본적인 질문을 마주하게 된다.

- 어떻게 해야 우리 생활이 얽매이거나 지배당하지 않게 하면서, 가정에서 컴퓨터와 텔레비전을 도움이 되게 이용할 수 있을까?
- 우리는 삶의 제한 속도를 설정해서 가정생활을 차분하게 하기를 원하는가?
- 언제부터 우리 아이들이 미디어를 이용해도 좋을까, 그리고 이용 시간은?

마지막 질문은 때로 부지불식간에 부모들 코앞에 닥쳐온다. 4명의 자녀가 TV를 한도 끝도 없이 보는 데 넌더리가 나서 TV를 내다버린 뒤 이제는 온 가족이 열렬한 책 애호가가 된 집도 있다. 물론 금단 증상도 있었다. 네 아이 중 한 명은 아이들에게 못할 짓을 했다는 죄목으로 부모를 고소하겠다고 협박하기도 했다!

부모는 어떻게 해야 미디어 이용에 대해 의식적이고 책임 있는 선택을 할 수 있을까? 내 경험을 보면 '내 아이에게 디지털 미디어가 얼마나 건강한가, 그리고 나에게는 어떠한가?'라는 질문을 스스로에게 묻는 것이 가장 도움이 됐다. 그 질문에 대한 답을 찾기 위해 당신 아이가 TV 시청하는 모습, 컴퓨터 게임을 하는 모습, 또는 컴퓨터를 이용하는 모습을 관찰하면서 그 모습이 마음에 드는지 스스로에게 물어보라. 아이가 놀이를 하거나, 그림을 그리고, 나무 타기 하는 모습을 지켜보고 어느 쪽이 더 마음에 드는지 스스로에게 물어보라. 그리고 이제 자녀가 다 커버린 사람들 중 "아이들이 어렸을 때 더 많은 시간을 함께 TV를 보면서 보낼걸 그랬어!"라고 후회하는 사람은 아무도 없다는 사실도 염두에 두면 좋다. '언제부터 아이가 텔레비전을 봐도 좋을까?'라는 질문에 어떤 부모는 이렇게 대답했다.

"우리 아이가 독서를 즐기게 되고, 어느 정도의 대화가 가능해지며, 혼자서나 다른 아이들과 놀이에 몰두할 수 있을 정도가 되면, 신중하게 선택한 TV 프로그램을 일주일에 한두 편 시청하거나 컴퓨터를 사용해도 된다고 허락할 겁니다."

스스로의 방침을 결정하기 전에 아동 전문가들의 견해를 궁금해 하는 부모들도 있을 것이다. 미국 의사들 사이에서 디지털 미디어에 대한 우려가 높아지면서 부모들의 판단을 돕기 위한 가이드라인이 만들어지고 있다. 미국 소아과의사 학회는 2세 이하의 아이는 아예 보지 않는 게 좋고, 2세 이상의 아이들도 자기 방에 있는 TV를 없애고 거실 같은 공용 공간에서만 보게 하라고 조언한다. 놀이, 퍼즐 맞추기, 흙장난 같은 활동이 두뇌발달과 사회적, 정서적, 인지적 능력을 훈련하는 데 훨씬 바람직하다고 의사들은 말한다.

아이 방은 TV 따위의 스크린 없이 마음껏 놀고 쉬고 책을 읽고 빈둥거릴 수 있는 곳이어야 한다. 또한 부모들은 TV를 전자 베이비시터로 이용하지 않아야 한다. 앞서 살펴본 것처럼 TV는 아이의 건강에 좋지 않으며 자라나는 두뇌와 신체 발달을 저해할 수 있다. 이런 권고 외에 자녀가 모니터 앞에 앉아 있는 모습을 관찰해서 일지를 적고 병원에 올 때 의사에게 이를 알려주는 방법도 있다.

영국 소아과 의사들도 이런 미국 의사들의 권고를 환영해 마지않는다. 영국 왕립대학 소아과 및 아동 보건의 하베이 마르코비치(Harvey Marcovitch) 박사는 이렇게 말한다.

"진심으로 환영한다. 더없이 기쁘고 바람직한 제안들이다. 내 본능적 직관으로 볼 때 한 마디도 틀린 말이 없다. 어른과 함께 놀고 교류하는 것은 아이들에게 더할 나위 없이 좋은 일이다. 거의 모든 TV 프로그램이 어린 아이들에게는 적합하지 않다. 아이들은 화면에서 벌어지는 일을 이해하고 소화할 능력이 없다. 아이에게 무슨 질문을 하면 금방 대답하지 못하고 머뭇거리기 마련인데, 아이는 대답을 할 수 있을 만큼 생각을 가다듬으려면 시간이 오래 걸리기 때문이다. 만화는 하나 같이 정신없고 산만한 과잉 행동이 등장한다. 아이에게 그런 모습이 나타날까봐 부모들이 노심초사하는 바로 그 행동패턴 말이다. 모든 장면이 대단히 빠르게 전환된다. 어른은 내용 전개를 파악하는 데 아무 문제가 없지만 어린이는 내용을 이해할 재주가 없다. 영유아에게 TV는 일종의 스트로보 라이트[1]이다."[2]

북미의 교사와 의사, 아동 전문가들 간에 어린이의 디지털 미디어 사용을 강력하게 반대하는 공감대가 생겨나고 있다. 매년 4월 마지막 주에 벌이는 TV 끄기 주간행사를 지지하는 단체도 많다. 몇 군데만 예를 들자면 공중위생국, 미국 의학 협회, 미국 교사연맹, 전미 유아교육 협의회, 전미 초등학교 연합회, 미국 정신과 협회, 미국 어린이 도서관 협회, 미국 학부모 협회 등이 있다.

예전에 TV 없이 자녀를 키웠던 아버지이자 스크린 폭력이 사람들의 행동에 미치는 영향에 관한 전문가인 데이브 그로스만 중령 역시 자신의 손자를 위해 열심이다.

"원칙적으로 말해 아이들이 판타지와 실재를 구분할 수 있을 때까지는, 보통 7, 8살까지는 TV를 멀리해야 한다고 믿습니다. 나는 이 문제에 대해 아주 강한 확신을 갖고 있기 때문에 내 아이들에게 돈 같은 뇌물을 주고 있습니다. 손자들의 대학자금으로 일 년에 1,000달러씩 주는데 그때마다 아이들이 7, 8세가 될 때까지는 TV 없이 키우겠다는 약속을 받아내는 거죠."[3]

자녀의 TV 시청을 제한하려는 부모들은 현대 기술문명에 역행할 수밖에 없다. 〈타임스The Times〉지는 미국 소아과 학회에 관한 최근 기사에 이런 세태를 잘 보여주는 논평을 달았다.

"2세 미만 아기들의 TV 시청을 금지하고 아이들 방에서 TV를 없애는 것은 코카콜라가 비밀 레시피에 약간의 변화를 시도해 서구인들의 삶에 큰 시련을 안겨주었던 이래로 가장 심각한 시련이다. 텔레비전이 모든 이를 아침 6시 30분부터 꿈결 같은 세상에서 행복하게 지낼 수 있게 해준다면 수많은 결점에도 불구하고 그것은 신의 축복이다. 이제는 걸음마하는 아기들도 새벽 5시 45분이면 마법의 단추를 누를 수 있고 진종일 삶에 대한 욕망이 다 채워질 때까지 이리저리 채널을 옮기며 보낸다."[4]

디즈니 같은 미디어 회사들의 공략대상은 갈수록 어려지고 있다. 이제는 9개월밖에 안 된 아기들을 위한 교육용 게임까지 출시되고 있다. 2살짜리도 곰돌이 푸와 함께 글자를 배우고, 4살짜리들은 미키 마우스와 함께 학교에 들어갈 준비를 한다. 디즈니 회사의 컴퓨터 게임을 판매하는 디즈니 인터랙티브 영국지사 대표인 매트 캐롤(Matt Carroll)은 9개월짜리 아기가 컴퓨터 게임을 '잠깐씩' 즐기는 것이 하등 문제되지 않는다고 생각한다. 자기도 2살, 4살 된 자녀들을 달래거나 상을 줄 때 게임을 하게 하는데 그게 뭐가 나쁘겠느냐는 것이다.[5]

영국에서는 미국보다 TV가 아이들에게 해롭다는 인식이 훨씬 약하지만 그래도 몇몇 사람들은 외롭지만 강경한 목소리를 내고 있다. 언어 치료사인 샐리 왈드 박사는 다섯 명의 아이 중 한 명꼴로 언어 발달 장애가 일어나는 주된 요인이 텔레비전임을 입증했다. 왈드 박사는 한 살 미만의 아기는 절대 시청해서는 안 된다고 생각한다. 거기서 아무것도 배우지 못하기 때문이다. 항상 TV 소음이 배경음악처럼 들리는 환경은 자연스러운 듣기와 배움의 과정을 방해하고, 그러다 보면 8개월이 되어서도 '주스'나 '블록' 같은 일상적인 단어도 인지하지 못하거나 자기 이름도 모르는 아기들이 많아지게 된다고 한다. 2, 3세 된 아이들도 안 보는 것이 좋지만 혹시 본다 해도 하루 최대 한 시간 이상을 시청해서는 안 된다. TV를 통해서는 다른 사람과 대화를 나누거나 상대방의 말이 끝나기를 기다려 말하는 기본적인 대화 태도를 배우지 못하기 때문이다. 화려한 색채와 번쩍이는 빛에 매료되면 놀이나 장난감에 흥미를 잃을 수 있고 이는 심각한 언어 발달장애로 이어져 학습 지진아가 될 가능성이 높아지게 된다. 의미하는 바는 명확하다. 부모들은 TV를 더 이상 베이비시터로 사용하지 말아야 하며, TV를 끄고 아이와 대화하고 함께 놀아주라는 것이다.[6]

영국 정부는 초등학교 입학 전 유치원이나 유아원에서 아이들이 컴퓨터로 읽기 쓰기를 배우고, 컴퓨터에 익숙해지게 하려고 갖은 노력을 기울이고 있다. 꼬마들에게 일찌감치 정보과학 기술의 토대를 마련하려는 여러 시도 중에 스코틀랜드 던디에 위치한 '꼬마 과학기술자(Technotot)'라는 탁아소가 있다. 테크노 토트는 취학 전 아이들의 보육과 기본적인 컴퓨터 기술 및 컴퓨터 장난감, 교육용 소프트웨어 학습을 접목시킨 탁아소로, 부모들에게 웹캠을 통해 아이들이 노는 모습을 언제든지 볼 수 있게 하고 있다. 영국 국정 교육과정에서는 모든 유치원과 유아원에서 컴퓨터를 가르치도록 규정하고 있다.

하지만 일부 유치원, 학교 교사들은 이러한 조치에 대해 강하게 반발한다. 제도권 학교 교사들이 학교에서의 디지털 미디어 사용을 찬성하는 것과 달리, 발도르프 학교 같은 일부 학교의 교사들은 유치원이나 저학년 교실에 TV도, 컴퓨터도 들여놓지 않을 뿐 아니라 가정에서의 TV 시청도 장려하지 않는다. 교사들은 어린 자녀를 둔 부모들과 토론을 통해 창의적 교육을 최대한 활용하는 방법에 대해 이야기를 나누면서 부모들에게 이 문제의 심각성과 자녀의 디지털 미디어 접촉을 제한해야 하는 이유를 알린다.

다음은 런던의 이슬링턴에 위치한 세인트 폴 학교에 입학할 때 부모들에게 나누어주는 학교생활 지침서 중 일부이다.


"텔레비전

TV는 우리 생활 속 깊이 자리 잡고 있으며 이제는 당연한 삶의 일부로 여겨지는 터라 그 가치에 대해 문제를 제기하기란 쉽지 않습니다. 영화, PC, 비디오 게임의 비중도 갈수록 커져가고 일상생활 속으로 파고들고 있지만, 이에 반대하는 목소리는 거의 들을 수 없는 실정입니다. 하지만 발도르프 교육을 추구하는 이들과 미국의 학자들 사이에서는 TV와 비디오 시청 및 컴퓨터 게임이 아이의 건강한 발달을 해친다는 생각이 보편화되어 있습니다. 그 이유는 다음과 같습니다.

Ⅰ. 모든 아이는 상상하는 능력을 타고나며, 능동적으로 상상을 펼치는 것은 어린이들의 바람직하면서도 자연스러운 상태입니다. 상상은 어린 시절에만 가능한 축복 같은 능력이며, 건강한 성인으로 성장하면서 다른 능력을 획득해나가는 과정에 반드시 필요한 능력입니다. 자라면서 그 능력은 없어지거나 다른 것으로 변형되어 다시는 이때처럼 상상하지 못합니다. TV와 비디오, 컴퓨터 게임은 아이들을 비정상적으로 '가만히 앉아 있게' 만들고, 아이들의 상상력을 질식시킵니다. 살아 움직이지 않는 '고정된' 상을 눈앞에 펼쳐 주면 아이는 아무런 내적 작업이나 능동적 참여를 할 필요가 없고 시청하는 동안 상상력은 '불구'가 됩니다. 이는 무기력함, 능동성

결핍, 권태를 낳고, 아이는 계속해서 뭔가가 자기를 즐겁게 해주기를 원하는 수동적인 상태가 됩니다. 아니면 지나친 자극으로 인해 진짜 사람들이 하는 말에 제대로 귀를 기울일 수 없는, 듣고 싶으면 듣고 안 듣고 싶으면 안 들어버리는 상태가 되기도 합니다. 이런 종류의 자극은 사실상 아이 스스로의 풍부한 창조력을 짓밟을 뿐입니다.

Ⅱ. 교육을 통해 우리는 주변 환경과 사람들에 대한 아이들의 타고난 감수성을 한층 성장시키고자 합니다. 다시 말해 아이들은 대상에 쉽게 마음을 뺏기거나 매혹되며, 눈과 귀로 접하는 사물에 깊이 몰입하면서도 그 내용을 취사선택하지는 못합니다. 따라서 우리는 유치원과 학교에서 뭔가를 가르칠 때 아이의 연령과 감성에 적합한 내용을, 적합한 방식으로 전하려 노력합니다. 반면 어린이용 TV, 비디오, 컴퓨터 프로그램의 내용과 질은 보잘 것 없는 경우가 대부분입니다. 이런 프로그램들은 우리 견해로는 전혀 아이에게 적절하지 않은 온갖 이미지와 소리를 강요합니다. 폭력, 소음, 아름다움과 도덕적, 사회적 행동, 그 밖에 많은 것들에 대한 문턱이 낮아지면서 아이들은 이런 문제에 무감각해집니다. 어린 아이들에게는 미디어 시청을 스스로 조절할 판단력이 없습니다. 이들은 자기들에게 좋은 것과 그렇지 못한 것을 아직 알지 못하며, 주위 어른들이 이들을 위해 경계를 그어주어야 합니다. 그 경계는 이 문제뿐 아니라 삶의 모든 영역에서 아이들이 스스로를 자유롭게 돌볼 수 있을 때까지 그들을 보호해줄 것입니다.

Ⅲ. 그뿐만 아니라 스크린 위에서 명멸하는 이미지들은 실제 삶이 아닙니다. 그것은 실재에 대한 인위적 표상이며 추상에 불과합니다. TV는 나

와 직접적인 관계를 맺을 수 없습니다. 이와 반대로 발도르프 학교의 교사들은 교과서를 사용하지 않습니다. 미리 정해진 이야기가 아니라 교사가 직접 소화한 수업 내용을 통해 살아 있는 진짜 의사소통을 나누려고 노력하기 때문입니다. 아이들을 현재의 시간 속에 생생하게 살아 있게 합니다. 아이가 건강하게 자라기 위해선 주변 세상과 깊이 연결되어 있다는 느낌을 받을 수 있어야 합니다. 추상적 현상과 건강한 관계를 맺기 위해서 온갖 지적인 이론을 알아야 할 필요는 없습니다. TV를 비롯한 미디어는 글자 그대로 우리가 학교에서 기울인 모든 노력을 수포로 만듭니다.

이상적으로는 TV를 모두 벽장에 넣어 먼지를 뽀얗게 입게 하거나 아예 내다버리시기를 바랍니다. 하지만 쉽지 않은 일임을 알고 있기에 우리는 세인트 폴 학교를 다니는 아이들이 일요일부터 목요일까지는 TV를 시청하지 말 것을 요청합니다. 특히 아침에 학교 오기 전에는 절대 TV를 시청해서는 안 됩니다.

매일같이 TV 앞에 앉아서 하루를 보내는 아이라 해도 너무 걱정하거나 지레 포기할 필요는 없습니다! 막상 해 보면 가족의 일과를 바꾸는 것이 생각보다 쉬울 수도 있습니다. 우리 학교의 많은 구성원들은, 한 때 TV에 중독되어 있던 아이들이 발도르프 학교의 창조적이고 따뜻한 분위기 속에서 TV보다 건강하고 긍정적인 대안을 찾아가는 모습을 많이 보아왔습니다."

세인트 폴 학교의 교사들은 가정에서 자녀의 미디어 사용 제한을 권하는 이유를 분명히 밝히는 한편 다른 의견에 대해서도 열려 있으려 노력하고 있다. 또한 부모들이 스스로 판단하고 결정할 수 있도록 여러 가지 정보도 제공한다. 학교 행정실장인 제인 게하르드(Jane Gerhard)는 이렇게 말한다.

"기본적으로 우리는 자녀가 입학하기 전에 부모가 반드시 참석해야 하는 예비 학부모 모임에서 이 문제에 대해 진지하게 언급하고, 면접 때도 다시 한 번 분명히 말합니다.

이 문제에 대해 너무 강경한 태도를 취했더니 부모들이 우리에게 거짓말을 하고, 자녀에게도 집에서 뭘 봤는지 학교 가서 말하지 말라고 가르친다는 사실을 알게 되었습니다. 이렇게 해서는 서로에게 도움이 되는 관계가 될 수 없습니다. 설령 학교의 방침을 따르지 않는다고 해서 우리가 뭘 할수 있겠어요. 학생을 내쫓기라도 하겠습니까? 부모의 부족함을 들춰내면서 윤리도덕의 수호자 행세를 하겠습니까? 바로 얼마 전 한 젊은 엄마가 제게 이런 말을 했습니다. '제인 선생님, 3년 전 선생님이 우리 아이 입학 면접 때 TV에 대한 말씀을 하실 때, 저는 그게 정말인지 아닌지 직접 확인해서 알아내겠다고 마음을 먹었답니다. 흠, 선생님이 하신 말씀이 맞았어요. 어젯밤 카메론이 잠자리에 누워 1학년 프랑스어와 독일어 시간에 배웠던 노래를 죄다 부르더라고요. 그때 깨달았지요. 자기 전에 TV를 봤다면 안 그랬을 거란 걸. 정말 고맙습니다.' 지금은 정식 복지사가 된 분입니다."

# 결론 : 아이의 디지털 미디어 사용은 늦을수록 좋다!

존경받는 미국의 교육자 도로시 코헨(Dorothy Cohen)은 TV 시청 제한을 오래 전부터 지지해왔다.

"TV는 아이들이 대화를 하거나 놀거나, 뭔가를 할 수 있는 일상적인 기회를 빼앗아갈 뿐만 아니라 일반적으로 성장하기 위해 겪어야 하는 수많은 경험을 방해한다. 내게 가장 중요한 일은 아직 연약한 어린 아이들을 보호하는 것이다. 나는 5세 미만의 아이들은 텔레비전을 아예 보지 말아야 한다고 생각한다."[7]

미국 아동 협회 코디네이터인 조안 알몬은 누구 인형이 더 좋은지 비교하던 두 여자아이 이야기를 들려주었다. 한 아이의 인형은 여러 가지 전자 기능을 갖춘 것이었고, 아이는 "내 인형은 500단어나 말할 수 있어."라며 으스댔다. 낡은 천으로 만든 인형을 갖고 있던 다른 아이는 이렇게 반박했다. "내 인형은 내가 하라고 하는 말은 뭐든 다 해!"

디지털 미디어가 어린이에게 미치는 영향을 다각도로 살펴보는 과정에서 한 가지 분명해지는 것은 디지털 미디어의 중요성을 역설하는 사람들은 아이들 발달에 기본적으로 필요한 게 뭔지를 잊거나 무시하고 있다는 것이다. 어느 새 아이는 일종의 제품이라 여겨지고, 부모의 역할은 그 제품의 품질을 향상시키는 것이 되고 있다. 이렇게 탄생한 '생산품' 중 한 명인 6살짜리 릴리는 그 나이 아이라고는 믿을 수 없는 조숙한 관점으로 이렇게 말한다.

"브리트니 스피어스는 제 이상형이에요. 유행의 첨단을 걷는 데다가 몸놀림이 마음에 쏙 들어요. 우리 엄마는 제가 입고 싶은 대로 옷을 입지 못하게 해요. 뭐든 자기 맘대로 하고 싶어 하거든요. 전 배꼽티를 정말 좋아해요. 그건 그냥 티셔츠가 아니라 배꼽이 보이는 티셔츠예요. 어서 빨리 10대가 되었으면 좋겠어요. 지금 당장이라도. 10대 언니들은 옷을 진짜로 근사하게 입고 남자아이들도 언니들을 좋아해요. 영화에서 다 봤어요. 언니들은 끝내주게 옷을 차려입어요. 인형처럼 예쁘게요. 전 텔레비전에 나오고 싶어요. 그럼 모든 사람들이 제 예쁜 얼굴과 몸매를 볼 수 있잖아요. 전 여자가 좋아요. 여자들은 끝내줘요. 명령하는 것도 여자들이에요. 남자애들은 시시해요."[8]

제인 힐리 박사는 교사이자 연구원, 엄마로서 30년 이상 경험을 쌓은 교육 심리학자이다. 이 분야에서 새로운 지평을 연 두 권의 저서, 〈지성의 위기 : 아이들이 왜 생각하지 못 하는가 그리고 우리는 무엇을 할 수 있는가Endangered Minds: Why Children Can't Think and What We Can Do About It, 1990〉과 〈접

속 불량 : 컴퓨터는 우리 아이들의 사고에 어떤 영향을 미치는가 그리고 우리는 무엇을 할 수 있는가Failure to Connect : How Computers Affect Our Children's Mind and What We Can Do About It, 1998〉에서 정신없이 빠른 미디어 문화의 폭격이 아이들에게 미치는 영향을 철저히 분석하고 있다.

제인 박사는 자신의 연구를 한 문장으로 정리해 이렇게 권고한다.

"7세 미만의 아이는 TV나 컴퓨터를 사용해서는 안 된다. 그 후에도 디지털 미디어를 교과과정으로 가지고 올 때는 신중해야 하며, 반드시 전체적인 계획을 미리 잘 짜두고, 미디어 사용의 근거가 충분할 때 사용해야 한다."

제인 박사는 예술, 읽기, 수학 전문가, 체육 공간, 도서관, 잘 훈련된 교사, 학생 수가 적은 교실 등 다른 교육적 필수요건이 충족되고 난 이후에 컴퓨터 사는 데 돈을 쓰라고 조언한다. 컴퓨터를 사용하고 있다면 교사들은 교과과정의 일부로 컴퓨터를 이용하기 위한 교육을 받아야 하고, 교육용 소프트웨어나 게임을 사용해서는 안 된다.[9]

토마스 포플라우스키(Thomas Poplawski)는 TV 시청과 컴퓨터 사용 시기에 관한 많은 발도르프 학교 교사들의 관점을 이렇게 요약한다.

"부모가 아이를 미디어로부터 보호하는 데 성공하고 나면, 이제 언제까지 이를 지속해야 할 것인가라는 질문이 나오게 됩니다. 이 문제에 대한 발도르프 교사들의 답변은 어떤 이들에게는 터무니없고 실현 불가능하다고 여겨질 만한 순수주의자적 입장부터, 도저히 막을 수 없다고 여겨지는 대중문화의 힘에 굴복한 다양한 수위의 타협안들이 존재합니다. 대부분의 교사들이 7세 이전에는 미디어에 노출되지 말아야 한다고 생각하고 있습니다. 그 연령을 9세까지로 잡는 교사도 있습니다. 그리고 많은 이들이 9세부터 12세의 아이들이 텔레비전을 상식적인 선에서 이용하는 것을 크게 문제시하지는 않습니다. 이상적으로는 부모가 아이와 함께 시청하는 것이 좋습니다. 사춘기에 접어든 후에는 이 문제에 있어 자유를 허용해주어야 한다고 생각하는 교사들이 많고, 물론 이때도 부모의 지도가 따라야 합니다.

그래도 애매한 지점에 대해서는 아이의 발달에 맞는 타협안을 찾아야 합니다. 발도르프 교사인 로베르토 트로스틀리(Roberto Trostli)는 여러 학급을 8학년까지 담당했던 분입니다. 그는 8학년을 마치는 아이들 중에 누가 아직까지 미디어를 전혀, 또는 아주 적게 접하고 있는지 구분해낼 수 있다고 말합니다. 그 아이들은 자기 주도적으로 움직이며, 학급에서 가장 진취적인 학생들입니다. 부모들이 미디어 문제를 가벼이 넘기지 말아야 할 가장 설득력 있는 이유는 바로 이런 경험에서 우러나온 관찰일 것입니다."[10]


디지털 미디어의 위험에 맞설 수 있는 최선의 방법은 적어도 첫 7년 동안은 가능한 스크린 문화를 배제하는 것이다. 디지털 미디어는 알코올이나 담배 같은 강력한 마약이기 때문에 중독되지 않도록 스스로 조절하며 결정할 수 있는 나이가 될 때까지는 보호가 필요하다.

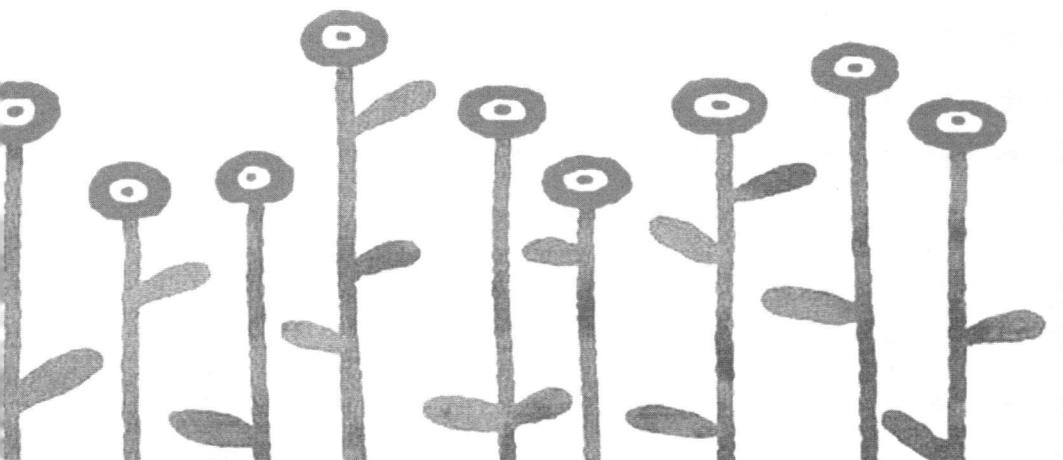

Chapter 9

# 이제
# 어떻게 해야 할까?

부부가 머리를 맞대고 공동 전략을 세워라 / TV와 컴퓨터를 어디에 둘지 정하라 / TV가
있는 친구 집에 놀러갈 때는 이렇게 하라 / TV와 게임을 제한했을 때 몰아칠 폭풍에 대비
하라 / Tip 어떻게 놀아줘야 하냐고? '창조적인 난장판'을 만들어 같이 즐겨라!

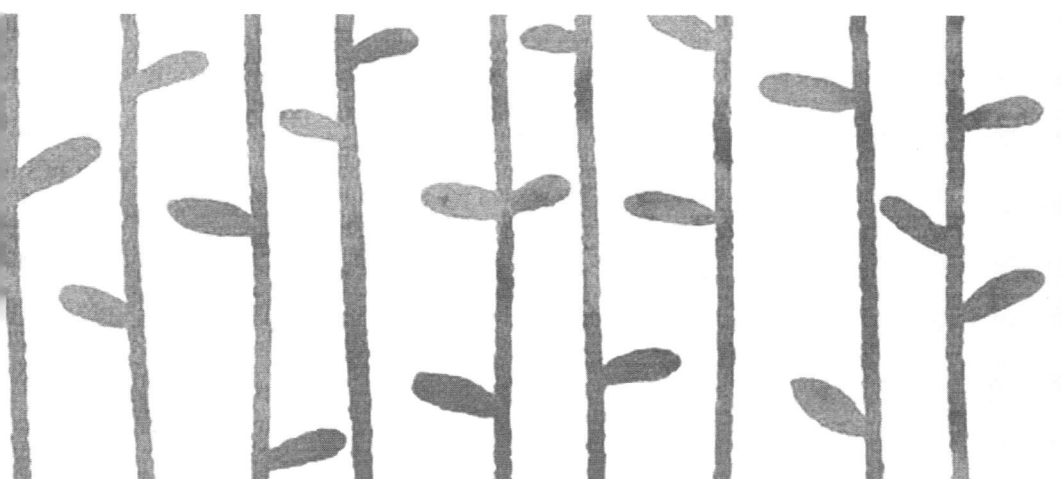

# 부부가 머리를 맞대고
# 공동 전략을 세워라

결혼 초부터 그리고 아이들을 키우면서 부부가 수시로 함께 가정에서의 상황을 점검하고 이야기를 나누는 것이야말로 디지털 미디어 문제에 잘 대처해 나갈 수 있는 기본 토대이다. 그리고 나중에 씨름하는 것보다 어려서 미디어 중독을 미리 예방해주는 것이 당연히 몇 배나 쉽다!

1단계는 원칙적으로 아이에게 필요한 것이 무엇인지, 그리고 미디어의 영향에 대한 당신의 생각을 배우자와 함께 토론하는 것이다. 그런 대화를 통해 서로 합의한 나이 예를 들어 7세까지는 TV, 컴퓨터, 비디오 게임에 노출시키지 않는다는 데 부부가 뜻을 모은다면 공동의 방침과 전략을 세워갈 훌륭한 토대를 마련한 것이다.

아이가 적절한 나이가 될 때까지는 디지털 미디어 노출을 유예한다거나 인터넷은 특별한 경우에만 사용한다거나, 언제 TV를 끌 것인지에 대한 결정 모두가 중요하다. 이는 당신이 보다 능동적인 가족 문화, 즉 기꺼이 아이와 함께 놀고, 이야기를 들려주고, 손으로 뭔가를 만들고, 자연을 즐기고, 그림을 그리고, 함께 집안일을 하는 문화를 선택했음을 의미한다. 그 결과 아이가 바람직하고 건설적인 방향으로 몰입하고 좋은 시간을 보내게 되었다 해도 이른바 '어른으로서 정신없이 바쁜 순간'은 있게 마련이다. 예를 들어 저녁 무렵 당신은 요리를 하느라 바쁘고 아이는 피곤해서 온갖 짜증을 늘어놓는 순간, TV 따위의 전자 베이비시터가 아이를 맡아주었으면 하고 간절히 바라게 되는 순간이 있을 것이다!

"TV나 비디오 같은 전자 베이비시터가 필요해!"라는 생각이 떠오르면 다시 한 번 시청의 악순환, 즉 TV 보는 횟수가 늘어날수록 미디어 없이 살기 어려운 아이가 되고 혼자 놀기가 더 어려워진다는 사실을 기억하기 바란다. 아이들이란 본래가 활동적이고 호기심 많고 창의력 뛰어난 장난꾸러기들이다. 아이들에게 이것저것 입어보며 역할놀이를 할 수 있는 옷상자나 놀이 집, 계절 탁자, 예술품 코너, 단순한 장난감 등을 준다면 금세 뭔가를 시작할 것이다. 미디어를 이용할 때는 분명한 의식을 갖고 선택하는 것이 좋다. 이는 보다 창조적인 가족 문화를 위한 첫 걸음이다. 헬렌은 자기가 어떻게 해서 TV 없는 가정을 만들기로 했는지에 대해 이렇게 말한다.

"제 딸 루스는 지금 11살이에요. 6살까지는 TV 없이 살았답니다. 마틴 라지가 쓴 〈누가 아이들을 키우고 있을까?〉라는 책을 읽으면서 그런 결심을 하게 되었지요. 그 책에는 텔레비전에서 어떤 여자가 요리하는 모습을 보던 어린 소녀 이야기가 나온답니다. 자기도 같이 요리를 하고 싶어서 스크린 속으로 들어가려 했지만 그럴 수 없으니까 아이는 엄마가 요리를 하고 있던 부엌으로 갔지요. 하지만 엄마는 가서 조용히 TV나 보라고 말하는 거예요. 루스에게 그런 일이 일어나지 않게 해야겠다고 생각했어요.

우리가 스크린을 보는 동안 잠자는 것과 비슷한 상태에 빠지게 된다는 설명도 충격이었어요. 저는 또릿하고 창의적이며 매사에 흥미가 있는 아이로 키우고 싶었습니다. 그 책을 반쯤 읽고 나서 저는 TV를 팔아버렸답니다. 지금 루스는 3가지 음식이 나오는 코스를 짜고 요리도 할 줄 알고, 새로운 조리법을 개발하기도 한답니다. 독립적이면서도 재미있고 똑똑한 아이로 자랐습니다.

상상력이 선명하다보니 쉽게 겁을 먹고, 스크린 속 이미지들이 너무 강하다고 여깁니다. 반면 이야기는 얼마나 재미있게 하는지 몰라요. 한 번 뭔가에 집중하면 집중 시간도 길고 "심심해."라고 말하는 일도 거의 없습니다. 가끔 심심하다고 말하면 밖에 나가서 뭔가 만들어 보라고 대답하죠. 전에는 루스가 제일 좋아하는 게 만들기였어요. 지금은 친구들이랑 노는 걸 제일 좋아하고요.

저희 집 사는 모습이 좀 독특할 수도 있지만, 가정교육 빼고 루스와 제게 가장 큰 영향을 준 것은 루스가 어렸을 때 텔레비전을 보며 시간을 낭비하지도, 별 다른 영향을 받지도 않고 지냈던 거라 생각합니다.

TV가 없어서 생긴 가장 큰 특징은 집안 분위기가 조용하다는 것입니다. 사람들은 저희 집을 보고 무슨 성당 같다고 하거나 여기 오면 마음이 평화로워진다고 말하지요."


아이의 디지털 미디어 접촉을 제한하기로 결심하는 가정이 점점 많아지고 있고, 헬렌의 이야기는 그 수많은 사례 중 하나다. 마돈나 톰 크루즈, 스티븐 스필버그 같은 미디어 스타들도 이 일에 열심이다. 마돈나는 자기 아이들이 'TV를 최소한으로만' 보기를 원한다. 학교에 다니는 두 자녀를 둔 톰 크루즈는 "저는 아이들이 텔레비전을 많이 보는 것을 좋아하지 않습니다. 일주일에 3시간 반 정도 보게 해주는데, 그것도 아이들이 학교 공부를 열심히 할 때만 가능한 일입니다. 저희는 책을 많이 읽는 걸 중요하게 생각합니다. 저는 아이들을 컴퓨터 앞에 혼자 놔두는 걸 정말 싫어합니다. 그게 아이들한테 좋은 일이라고 생각하지 않습니다."

스티븐 스필버그와 케이트 부부는 5명의 자녀를 두었다. 스필버그는 텔레비전은 하루 한 시간으로 족하며, 그것도 각자 맡은 집안일과 숙제를 끝내고 저녁을 먹는 등의 조건이 충족되었을 때만 가능하다고 말한다. 그리고 TV 뉴스에는 911 사태로 세계 무역센터 건물이 무너지는 것처럼 무시무시한 장면들이 나오기 때문에 아이들에게 뉴스를 보지 못하게 한다고 말한다. "저는 우리 아이들에게 뉴스를 보지 못하게 합니다. 제가 자랄 때보다 뉴스가 훨씬 자극적이고 적나라해진 데다가 요즘 세상은 너무 험악한 일들이 많아 뉴스 대신 제가 새로운 소식들을 알려주곤 합니다. 얘기를 해주면서 너희들은 안전하다고 안심시킬 수 있기 때문이지요."[1]

미디어 시청을 줄이려는, 작지만 의미 있는 변화가 부모들 사이에서 일어나고 있다. TV 안 보는 날을 정하거나 아이가 어릴 때는 아예 TV를 들이지 않는 등의 노력으로 아이들의 몸과 마음이 건강해지고 학교 공부도 더 잘하게 되며 삶의 전반이 나아지고 있다. 카이저 가족재단(Kaiser Family Foundation : 비영리 건강보험 조사업체)의 보고서에 따르면 아이들의 시청 시간을 줄였을 때 더 행복해졌고, 학교성적이나 인간관계 모두가 호전됐다고 한다. "여러 해 동안 우리가 보았던 사례 중에서 처방약의 도움 없이 행복해질 수 있었던 최고의 방법이었다."[2]

　　이제 아이의 디지털 미디어 사용 제한은 더 이상 별스럽거나 특이한 이들의 선택이 아니다. 이를 위해 애쓰고 노력하는 부모들이 점차 많아지고 있으며, 성공적인 결과를 얻고 있다. 하지만 뭐니 뭐니 해도 가장 쉬운 방법은 첫 7년 동안 아이의 삶에 디지털 미디어를 들여놓지 않는 것임은 두말할 필요도 없다.

# TV와 컴퓨터를
# 어디에 둘지 정하라

전자 기기들을 어디에 둘지를 첫 아이가 태어나기 전에 미리 부부가 함께 생각해 보는 것이 좋다. 컴퓨터와 텔레비전은 하인으로서는 좋지만 주인 행세를 하게 해서는 안 된다. 아예 처음부터 컴퓨터를 아이들이 잘 들어가지 않는 부모 방이나 서재, 정원 창고, 작업실 같은 곳에 놔두는 게 좋다. 텔레비전을 놔둘 만한 곳 중 하나는 부모 방이다. 그곳에 두면 보고 싶을 때 아이들 없는 곳에서 볼 수가 있다. 아니면 거실에 놔두되 사용하지 않을 때는 눈에 띄지 않도록 천으로 덮거나 비디오와 함께 TV 장에 넣어두는 것이 좋다. 부엌에 텔레비전을 놔두는 것은 밥 먹는 동안 보라고 권하는 거나 마찬가지다! 눈에서 멀어지면 마음도 멀어지게 마련이니.

보통 이 다음에는 가정 내 소음을 어떻게 조절할 것인가라는 문제가 대두된다. 어린 시절 TV를 비롯한 라디오, CD 플레이어에서 나오는 소음을 계속 듣고 자라면 어떤 일이 생기는가에 대한 샐리 왈드 박사의 연구를 생각해 보라. 우리의 목표는 평화롭고 편안한 가정환경을 만드

217

는 것이다. 어린 아이들의 수면 장애는 보통 끊임없는 배경소음이 사라지면 금방 좋아지곤 한다.

아이가 크면 자기 전에 자장가 테이프나 전래 동요 CD를 들려주거나, 심지어 좋아하는 비디오를 보여주고 싶은 유혹에 사로잡히기 쉽다. 하지만 부모가 직접 노래를 불러주거나 함께 노래 부르기, 혹은 잠자리에 누워 이야기를 들려주는 것이 훨씬 재미있을 뿐 아니라 아이 마음을 편안하게 만들어주기 때문에 훨씬 쉽게 잠들 수 있다. 진정한 인간관계를 갖는다는 등의 다양한 부가 효과 역시 말할 필요도 없이 풍성하다.

친구나 친척들이 좋은 마음에서 불필요한 컴퓨터 게임이나 비디오, TV 관련 장난감, 심지어는 자녀용 TV나 컴퓨터를 사주려 하는 것도 신경 써야 할 필요가 있다. 어떤 이유에서인지 사람들은 당신이 집에서 TV를 삼가려 한다는 말을 듣는 순간 아이들에게서 뭔가를 박탈하고 있다고 단정 짓는 경향이 있는데, 주변 사람들이 관대한 마음으로 뭔가를 사주려 한다면 책이나 나이에 맞는 놀이, 쌓기 블록이나 공, 천으로 된 인형처럼 단순한 장난감이 상상력을 전혀 허용하지 않는 정교하고 값비싼 장난감보다 훨씬 좋다는 것을 말해줄 필요가 있다. 물론 장난감이나 놀이에 대한 당신의 입장을 설명할 때 상대방의 마음을 상하게 하지 않을 섬세함과 요령도 분명히 필요하다. 나는 "우리는 좀 구식이에요!"라고 말하곤 했다. 부적절한 장난감을 받으면 구석에 조용히 치워두었다가 선반 꼭대기에 올려놓아 잊어버리게 한 다음 중고물품으로 팔아버리곤 했다.

# TV가 있는 친구 집에
# 놀러갈 때는 이렇게 하라

애써 스크린 없이 키우고 있는데 아이가 친구 집에 놀러간다면 무슨 일이 생길까? 자녀의 미디어 노출을 제한하기로 한 이유가 스스로에게 분명하다면 다른 부모의 질문에도 쉽게 답할 수 있을 것이다. 이제는 우리 집에 놀러온 아이의 원칙을 존중해주어야 한다는 생각이 점차 보편화되고 있다. 예를 들어 놀러 보낼 때 그 집 부모에게 이렇게 말한다. "혹시 그 댁 아이가 TV를 보거나 컴퓨터 게임을 하고 싶어 하면 저희 아이는 집에 보내주세요. 아이들이 그냥 놀았으면 해서요." 일반적으로는 별 문제 없이 진행된다. 당신이 아이에게 TV를 보여주지 않는다는 것을 알면서도 보여주는 경우도 가끔 생긴다. 그렇다 해서 큰일이 나는 건 아니지만, 그 집에 이렇게 얘기해 볼 수는 있다. 놀러오라고 초대해준 것에 감사하지만 TV는 아이에게 해로울 수 있으니 다음에는 안 보게 해주었으면 좋겠다고. 그리고 아이와 다른 집에 놀러갈 때의 원칙에 대해 합의한다. 그 집 아이가 미디어를 보자고 하면 밖에 나가 놀거나 같이 뭔가를 만들자고 제안하자는 식으로.

시간이 지나면서 비슷한 원칙을 가진 가족들과 가까워지게 될 것이고, 그 집에 놀러갈 때는 디지털 미디어 때문에 고민하지 않아도 될 것이다. 우리 집에는 정말 많은 아이들이 놀러왔었다. 개중에는 TV와 컴퓨터 게임을 하루에도 몇 시간씩 하는 아이들도 있었지만 그 애들 역시 우리 집에선 그냥 노는 것을 좋아했다.

# TV와 게임을 제한했을 때
# 몰아칠 폭풍에 대비하라

디지털 미디어를 제한하면 전과는 비교도 할 수 없을 만큼 창의적인 활동들을 많이 하게 될 것이다. 쌓기 블록이 우르르 무너지는 소리, 집 안팎에서 물장난하는 소리, 악기 연습하는 소리 등 아이들이 전보다 활동적으로 놀면서 생기는 소음으로 분명 집이 좀 시끄러워질 것이다. 전처럼 집이 깨끗하지도 않을 것이다. 거실에는 사방에 장난감이 굴러다니고, 집안에 흙도 서걱거릴 것이고, 부모 곁에서 놀고 싶어 아이들이 당신을 졸졸 따라다닐 수도 있다. 훨씬 많은 활동을 하게 될 것이다. 요리하기, 놀이 집 꾸미기, 숨바꼭질하기 등등. 당신도 도서관이나 공원, 숲에 가거나, 자전거 타고 친구들에게 가는 등 아이가 하고 싶은 일에 훨씬 많은 시간을 보내게 되겠지만, 아이와 부모 모두 흠뻑 땀을 흘리고 건강하게 피곤해질 것이다. 비싼 컴퓨터 게임에 쓰는 돈이 절약되기도 하지만, 여행이나 나들이, 운동도 나름대로 돈이 많이 든다.

아이들은 조잘조잘 말이 많아질 것이고, 더 오래 놀고, 과자나 인스턴트 음식을 사달라는 요구도 적어질 것이며, 재미있는 일을 찾아내는 방법을 터득할 것이고, 맡은 집안일을 하고, 푹 잘 자게 될 것이며, 악기 연주나 운동을 배울 때 훨씬 쉽게 잘 배우게 될 것이다. 무엇보다 아이들은 훨씬 편안해질 것이다.

로알드 달의 이야기를 들어보자.


'텔레비전에 대한 충고' – 로알드 달


정말 중요한 사실을 알게 되었네.

그건 바로 아이들에 관한 일

결코! 절대! 무슨 일이 있어도!

아이들을 텔레비전 가까이 오게 해서는 안 돼.

사실 그보다 더 좋은 건, 그 한심한 바보상자를

아예 집안에 안 들여놓는 것.

어디라 할 것 없이 집집마다

아이들은 TV 앞에서 입을 헤 벌리고 앉아 있었지.

절인 배추처럼 축 늘어져서는 과자 부스러기가 묻은 소파에 기대

그 놈의 화면만 쳐다보고 있지, 눈이 튀어나올 때까지.

(지난주에 어느 집에 갔더니

글쎄 바닥에 눈알 12개가 굴러다니고 있지 뭐야.)

황당무계하고 지저분하고 아무 짝에도 쓸모없는 것들을

넋이 나갈 때까지,

정신없이 취할 때까지,

뒹굴 거리며 보고, 보면서 뒹굴 거리는 거야.

그래, 우리도 알아, 그걸 볼 땐 말썽 없이 조용하더군.

창턱으로 기어 올라가지도 않고

싸우는 일도, 발로 차거나 주먹질하는 일도 없지.

애들한테 시달리지 않고 편하게

점심 준비를 하고 설거지를 할 수도 있지.

하지만 잠깐이라도 생각해본 적 있니,

그토록 사랑하는 내 아이에게

TV가 대체 무슨 짓을 하고 있는지?

감각이란 감각을 죄다 엉망으로 만들고 있어!

아이들의 상상력을 난도질해버린다니까!

지저분한 시궁창처럼 생각이 흐르지 못하게 해!

눈뜬 봉사에 멍청이가 되어버려!

환상도, 환상의 세계도

이젠 더 이상 이해하지 못하는 아이가 되고 말아!

두뇌는 치즈같이 물렁물렁해져버려!

생각하는 힘이 녹슬고 얼음덩어리가 되고 말아!

도통 생각이란 걸 할 수가 없고

그저 보는 것밖에 모르는 사람이 되고 만다니까!

# 어떻게 놀아줘야 하냐고?
# '창조적인 난장판'을 만들어 같이 즐겨라!

아이가 좀 크면 놀이공간을 마련하기 위해 집안을 재배치하게 된다. 이때 중요한 것은 '창조적인 난장판'을 마련하는 것이다. 활동적인 아이로 키우기 위해서는 때로 집안이 어질러지는 것을 감수할 필요가 있다. 물론 오후 간식 전에 아이와 함께 놀이하듯 어질러진 것을 정리한다. 다음은 당신의 자녀가 건강하고 자연스러운 아동기를 누리게 하기 위한 기본적인 제안들이다.

**놀이 공간** 옷 입기 놀이를 할 수 있는 옷, 인형이 담긴 바구니, 인형의 집, 농장 놀이가 있는 놀이 공간. 때로 당신 눈에 띄지 않고 자기들끼리만 놀 수 있는 공간이 필요하다. 아이와 함께 앉아 상상력을 펼치며 노는 '플로어 타임'³의 기쁨을 잊지 말라. 여기엔 다소 격하게 몸으로 노는 놀이도 들어간다. 함께 데굴데굴 구르며 신나게 웃을 수 있다. 물론 아이는 부모가 살살 대해줄 거란 신뢰와 안전하다는 느낌을 가질 수 있어야 한다. 샐리 젠킨슨은 뛰어난 관찰이 담긴 책인 〈놀이의 정령The Genius of Play〉에서 아이들이 왜 놀 때 부모의 허가 또는 승인을 필요로 하는가에 대해 말한다. 또 놀이를 하는 다양한 방식, 그리고

그들이 어떻게 정해진 틀 없는 창의적인 놀이를 장시간에 걸쳐 할 수 있는가에 대해서도 설명하고 있다.[4]

**장난감** 아이들은 손수건의 귀퉁이를 묶어 인형 몸통을 만들고 큰 매듭으로 얼굴을 삼아 대충 눈, 코, 입을 그린 단순한 장난감을 갖고도 정말 행복해한다. 이들을 위해 장난감을 선택할 때는 아주 신중해야 한다. 상상력을 발휘할 여지가 많은 단순한 장난감이, 유명 캐릭터가 등장하거나 너무 '완벽해서' 오히려 갖고 놀기 어려운 값비싼 장난감보다 훨씬 재미있는 법이다. 캐릭터 장난감은 TV 프로그램이나 영화를 등에 업은 경우가 많고, 놀이에서의 쓰임이 한 가지로 한정되기 쉽다. 반면 블록이나 만들기 찰흙처럼 무한히 다른 방식으로 변주될 수 있는 장난감이 훨씬 큰 기쁨을 준다. 친구와 찌그러진 깡통을 차면서도 아이는 비싼 공을 가지고 놀 때와 마찬가지로 즐거워하고, 좋은 장난감보다 오히려 종이상자를 갖고 놀면서 행복해한다.

**계절 탁자** 아이가 꽃이나 열매, 화석, 수정, 이끼, 새 둥지, 식물, 초 등을 이용해서 집안 한 구석에 마련된 계절 탁자에 그 계절의 풍경을 담아내는 것이다. 단오, 추석, 크리스마스 등 계절의 변화를 느낄 수 있는 계절 축제가 있을 때는 계절 탁자를 중심으로 집안을 꾸며도 좋고, 산책을 갔다 오면서 주운 예쁜 자연물을 올려놓아도 좋고, 그 계절에 맞는 그림을 걸어두어도 좋다. 이것은 자연을 기억하고 관계를 맺는 방법 중 하나로 도시에서 뿐만 아니라 시골에서도 의미 있고 중요한 일이다. 〈아이들의 한 해The Children's Year〉라는 책을 보면 계절 탁자

꾸미는 방법에 대한 안내가 자세히 나와 있다.[5]

**운동 공간** 상자나 못쓰게 된 찬장, 공, 야구 배트, 밧줄, 줄넘기 줄, 스케이트, 라켓 등을 가지고 공놀이나 사방치기 같은 놀이를 할 수 있는 공간을 만들어준다. 킴 페인(Kim Payne)이 쓴 〈게임과 어린이 놀이Games Children Play〉[6]에는 아이들 연령에 맞는 다양한 놀이를 위한 아이디어들이 수록되어 있다. 협동 놀이도 있고, 파티용 놀이도 있다.

**예술 작업과 만들기를 위한 탁자** 아이가 색칠하기, 그리기, 만들기, 찰흙놀이, 바느질, 뜨개질, 모형 만들기 등을 할 수 있는 탁자 또는 그런 공간. 크레용, 종이, 두꺼운 종이, 앞치마, 양털, 풀, 천 조각, 낡은 옷가지, 가위, 연필, 붓 따위의 물건을 종류별로 상자나 병, 다양한 크기의 바구니에 넣어둔다. 생일이나 축제를 위한 선물을 만들어 보라. 아이들이 생쥐가 풀방구리 드나들 듯 수시로 만들기 탁자에 와서 앉는 모습을 보면 놀랍고도 기특하다. 일단 당신이 시작만 해주면 아이들은 계속 하고 싶어 안달할 것이다! 생일처럼 특별한 날을 기해 아이와 축제 즐기기를 시작해 보라. 계절에 따라 순환되는 다양한 절기를 챙기다 보면 한 해의 변화와 흐름을 기쁜 마음으로 느끼고 기억할 수 있다. 아이는 곧 다음 축제가 언제 오나 손꼽아 기다리게 될 것이다. 축제 때 할 수 있는 일로는 만들기, 계절 탁자 꾸미기, 이야기 들려주기, 음식 만들기, 노래 부르기, 놀이 등이 있다. 〈축제, 가족과 음식Festivals, Family and Food〉[7] 같이 크리스마스 등에 할 수 있는 다양한 활동을 담은 책을 보면 아이들이 좋아하고 학수고대를 할 만한 축제용 아이디어들이 가득하다.

**음악을 위한 공간**  피아노가 놓인 공간일 수도 있고, 거실 한 구석 드럼이나 탬버린, 리코더 같은 간단한 악기와 음악이 있는 공간일 수도 있다. 이곳에서 혼자서, 또는 다른 이들과 함께 연주를 즐긴다. 리코더나 기타 같은 악기를 주변에 두면 아이들은 자연스레 연주에 관심을 갖게 된다. 잠자리에 들기 전이나 식사 때 감사기도를 노래로 부른다거나 축제 때 또는 이야기 들려주는 시간에 늘 노래를 부른다면 아이는 하루의 일과에 따라, 그리고 한 해의 흐름에 따라 노래를 부르는 습관을 갖게 될 것이다.

**마당의 놀이 공간**   집에 그럴 만한 공간이 있다면 꼭 좋은 모래를 깐 모래 놀이터나 그네, 기어오르기용 구조물, 놀이 집, 놀이 공간 등을 마련하도록 하라. 물론 동네 놀이터도 좋다. 아이와 함께 정원을 가꾸는 것도 좋다. 아이에게 자기만의 조그만 정원을 주고 거기에 직접 구근 식물을 심거나 씨앗을 뿌리고, 당신과 함께 꾸준히 돌보면서 손을 흙투성이로 만들어 보게 하는 것이다. 여의치 않다면 창가에 상자나 화분을 놓는 것도 방법이다. 싹이 올라오는 화분이나 구근 식물을 계절 탁자 위에 놓아도 좋다.

**이야기와 책**  아이들을 위한 책 코너를 마련하라. 책꽂이 옆에 푹신한 카펫이나 깔개, 쿠션을 놓고 아이가 제 나이에 맞는 책을 집어 들고 편한 자세로 읽을 수 있는 공간이다. 인쇄된 글씨가 아예 또는 별로 없는 유아용 그림책부터 시작하라. 책을 읽는 것도 즐거운 일이지만, 아이가 정말 좋아하는 것은 당신이 직접 들려주는 이야기다. 그들에게는 당신이 세상에서 제일가는 이야기꾼이다. 전래 동요도 좋고, 노래 부르며 하는 놀이도 좋고, 당신의 일과를 들려주어도 좋다. 골디락스(Goldilocks)[8]처럼 같은 패턴이 계속해서 반복되는 이야기나 동화, 그림책도 좋다. 노래 부르는 데 자신이 없다면 집 가까운 곳에 있는 아마추어 합창단에 가입해 보거나, 이야기 들려주기 과정을 들어보는 것도 좋다! 앨버트 아인슈타인이 이야기 들려주기에 대해 했던 말을 기억하라. "아이가 영리하기를 원한다면 이야기를 들려주라. 아이가 현명하기를 원한다면 더 많은 이야기를 들려주라!"

**식사 시간**  꼭 아이와 함께. TV나 라디오는 끄고 밥을 먹도록 하라. 아침식사 시간이라면 앞으로 있을 일을, 저녁식사 시간이라면 그날 있었던 일에 대해 이야기 나눈다. 밥상머리 대화야말로 가정 문화의 꽃이다. 그곳에서 아이는 자기 차례가 오기를 기다려 말하는 법을 배울 수도 있고, 이야기를 들려줄 수도 있다. 함께 있음을 즐길 수 있는 시간이다.

**잠자리**  잠자리에 드는 시간은 부모에게나 아이에게나 특별한 시간이다. 아이의 침실을 함께 정리하는 시간이고, 다음 날 입을 옷이 잘 준비되었는지를 확인하고, 그날 있었던 일을 서로에게 이야기하는 시간이며, 혹시 걱정거리가 있다면 당신에게 털어놓을 수 있는 시간이고, 내일 일을 이야기할 수 있는 시간이다. 등을 토닥이며 이야기를 들려주고 자장가를 불러주는 시간이며, 좋은 밤을 위한 기도나 시로 마무리하는 시간이다. 잠자리에 들 때 이런 의식을 치르면서 아이의 마음은 편안해진다. 아이는 잠자리에 드는 시간을 설레는 마음으로 기다릴 것이고 선뜻 잘 준비를 하게 된다. 아주 바쁜 부모라면 하루 중 유일하게 당신도 긴장을 풀고, 걱정거리를 놓아버리고 온전히 아이 옆에 있을 수 있는 시간일 수도 있다. 물론 아이를 재우다 같이 쿨쿨 잠들어버리는 경우도 많지만!

**놀이하는 날** 일주일에 하루는 실내 놀이를 하고 온 가족이 함께 즐길 놀이를 개발하는 날로 비워놓으라.

**요리 등 기타 활동** 쉽고 간단한 요리를 아이와 함께 만들어 버릇한다. 그게 몸에 밴 아이는 좀 크면 다른 식구들을 위해 일주일에 하루 정도는 요리를 하기도 한다. 수영을 배운다든지 정기적으로 운동을 하러 다닐 수도 있고, 산책을 갈 수도 있고, 같이 취미활동을 할 수도 있다. 다른 가족이 놀러올 수도 있고, 도서관을 비롯한 다른 교육적이면서도 재미있는 곳에 데리고 갈 수도 있다. 문제는 자칫 모든 것을 다 하려 과욕을 부려 숨 쉴 틈도 없는 일과가 되지 않도록 균형을 잡는 것이며, 당신과 당신의 가족에게 맞는 리듬을 찾는 것이다. 부모가 할 일은 아이를 즐겁게 해주는 것이 아니라 아이가 자신만의 리듬을 찾아갈 수 있도록 풍요로운 환경을 만들어주는 것이다. 자극이 지나치게 많을 때도, 너무 소홀히 여겨질 때도 아이는 힘들어진다.

**지루함** 오늘날의 삶에는 스트레스 요인이 너무 많아 차분히 서서 주위를 둘러볼 시간을 내기가 어렵다. 아이들이 심심하다고 투덜댈 때 그냥 멍하니 공상을 하거나 지루해할 시간을 주라. 일과를 너무 빠듯하게 잡지 않도록 하라! 아무 일도 예정되어 있지 않으면 아이는 뭔가 재미난 일을 스스로 찾아내기 마련이다. 이는 아이의 성장에 꼭 필요한, 자양분이 되는 창조적이고 틀에 박히지 않은 놀이로 이어지곤 한다. 재료와 놀이 공간이 주어졌다면 아이는 뭔가를 만들기 시작하거나 나름의 놀이를 창안하기 시작할 것이다.

여기 소개한 활동들은 시작에 불과하다. 궁금증이나 질문이 있을 때 뒤적여 볼 만한 좋은 자료집도 많다. 또래 아이를 둔 친구들과 아이디어를 공유할 수도 있다. 자녀가 다니는 유치원이나 놀이방에 부모를 위한 만들기 교실이 있을 수도 있다. 자녀가 어리다면 부모가 눈코 뜰 새 없이 바쁘지만 동시에 정말 보람 있고 만족스러운 시기이기도 하다.

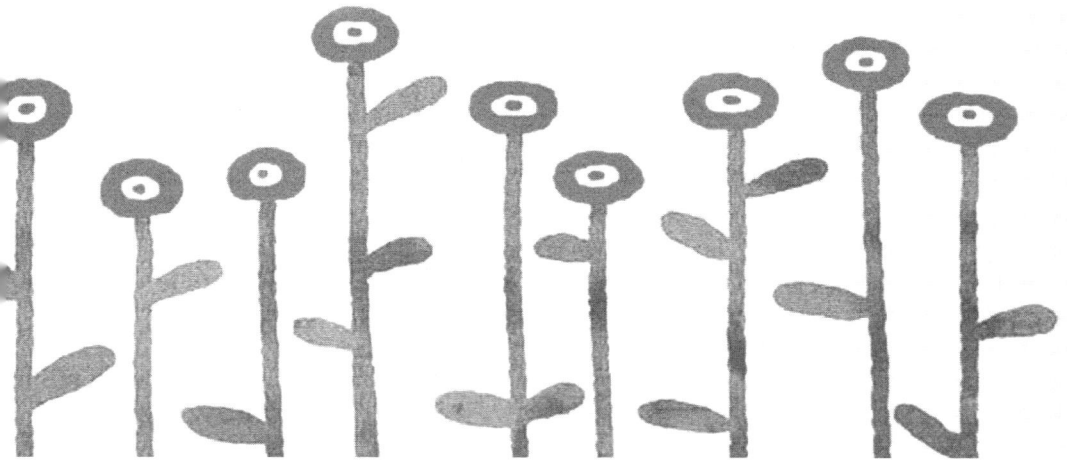

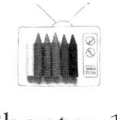

Chapter 10

# 머리 커진
# 큰 아이 대처법

**우리 아이는 벌써 7살이 넘었는데? / 기본 원칙을 합의하고 미디어 이용에 명확한 선을 그어라 / 학교 다니는 아이들이라면 이렇게 하라**

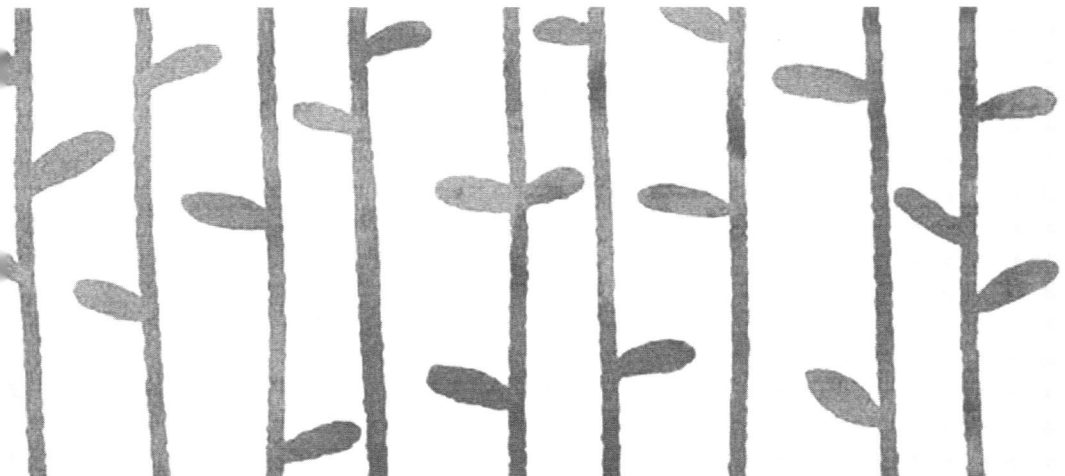

# 우리 아이는
# 벌써 7살이 넘었는데?

오늘날의 삶에서 미디어를 피해 살기가 어렵다는 점, 그리고 현명하게 사용했을 때 얻을 수 있는 장점을 생각해 보면 7세 이상 아이들에게 가정에서 TV, 컴퓨터를 허용할 적당한 시점이 언제인가를 생각해 볼 필요가 있다. 일반 학교에서는 대개 디지털 미디어를 일상적으로 사용하고 있기 때문에 적당한 나이가 될 때까지는 수업에서 미디어를 사용하지 않을 선택권이 부모에게 주어지지 않는 한, 부모로서 할 수 있는 최선의 대응은 가정에서의 미디어 사용일 것이다.

생후 첫 7년 동안 나름대로 창의적이고 능동적인 가족 문화를 만들어왔다면, 이제는 적절하다 싶은 시점부터 TV나 컴퓨터를 조심스레 시도해 볼 수 있다. 이런 결정을 내릴 때 가치관 문제를 특별히 중요하게 고려하는 가정도 있을 것이다. TV, 컴퓨터 게임의 폭력성에 대해 우려하는 사람들은 프로그램 내용에 특히 신경을 쓸 것이다. 상업주의에 물들까 걱정하는 부모들은 아이들의 비판적 인식능력이 깨이고, 자신의 의지로 TV를 끌 수 있을 때까지는 미디어에 노출시키지 않고 싶을 것이다.

아이의 육체적, 정신적 건강을 아주 중요하게 생각하는 사람들도 있을 것이다. 앞에서 언급했던 심리학자 프레드, 메럴린 에머리나 제인 힐리의 주장을 읽고 인간의 뇌가 모니터라는 매체에 본질적으로 부적응한다는 점에 대해 생각하게 된 부모도 있을 것이다. 이런 사람들은 자기 아이를 10대 전까지 가능한 모든 디지털 미디어에 노출시키고 싶지 않을 것이다. 많은 발도르프 학교 교사들의 일반적인 견해가 여기에 해당한다. 또 발도르프 학교 교사들은 모니터가 감각을 무디게 만들고 상상력과 스스로 생각하는 힘을 약화시킨다는 점을 강조하면서, 건강한 아동 발달을 위해서는 미디어 접촉을 제한하는 것이 정말 중요하다고 말한다.

어떤 부모들은 일정한 조건이 충족되어야 PC나 TV 사용을 허용하겠다고 마음먹는다. 독서를 즐기게 되면, 글을 쓰고, 집중하고, 각자가 맡은 일상적인 집안일을 하고, 취미나 운동을 하거나 놀이를 할 수 있는 능력이 생겼을 때, 일정 시간 이상을 뭔가에 몰입할 수 있는 힘이 생겼을 때 같은 조건들 말이다.

독서 능력은 정말 중요하다. 디지털 미디어가 들어오면 가장 먼저 뒷전으로 밀려나는 것이 바로 독서이기 때문이다. 최근 연구에 따르면 독서는 학습의 성패를 좌우하는 결정적인 요인이기도 하다. 〈변화를 위한 독서Reading for Change〉[1]에서는 가정에서 아이가 책을 즐겨 읽는지에 대한 여부가 부모의 재산이나 사회적 계급보다 학습적 성패에 훨씬 큰 영향을 미친다는 것을 밝혀냈다.[2]

다음 질문들에 대해 부정적인 답이 많은 경우라면 디지털 미디어를 허용했을 때 그 아이의 행동에 많은 문제가 발생할 수 있다.

- 당신의 자녀는 욕구가 즉각 충족되기를 원하는가? 욕구의 좌절을 견디는 힘이 낮은 편인가?
- 당신의 자녀는 과잉행동을 보이거나, 자제력이 부족하거나, 공격적이거나, 지나치게 활동적이며 문제행동을 보이는가? 가만히 앉아서 이야기를 듣거나 게임을 할 수 있는가?
- 당신의 자녀는 다른 아이들과 잘 어울리는가?
- 당신의 자녀는 일상적으로 집안일을 맡아 하는가?
- 당신의 자녀는 악몽을 꾸거나 걱정, 두려움으로 잠을 잘 못 이루는 경우가 많은가?
- 당신의 자녀는 자기표현을 얼마나 잘 하는가?
- 당신의 자녀는 늘 심심해하고 재미있는 거리를 찾아내거나 놀기를 어려워하는가?
- 당신의 자녀는 뭔가에 몰두하거나 주의집중하기 힘들어 하는가?

이 체크 리스트를 보고 자녀의 행동과 학습적 태도에 대해 걱정이 된다면, 담임선생님이나 학습 장애 전문가, 교육심리학자와 상담해 보는 것도 좋다. 이 상태에서 허용을 하게 되면 아이는 TV와 컴퓨터 게임에 정신없이 빠져들게 될 것이고, 근본적인 원인이 해결되지 않는다면 아이의 행동은 전반적으로 악화될 것이다.

# 기본 원칙을 합의하고
# 미디어 이용에 명확한 선을 그어라

톰 크루즈를 비롯한 많은 부모들은 학교에 다니는 아이들에게 매주 한두 편의 엄선한 프로그램을 볼 수 있게 해준다. 매일 한두 시간으로 시간제한을 두는 것에는 동의하지 않는다. TV 시청이 습관화될 수 있기 때문이다. 좋은 프로그램을 의식적으로 선택하는 편이 낫다고 생각한다. 아들 셋을 둔 어떤 가정은 '제자리에, 준비, 요리!'[3]라는 프로그램을 선택해서 온 가족이 함께 보기로 했다. 이제 9세와 7세인 첫째, 둘째 아들은 저녁 파티를 열 때면 자진해서 요리를 하고 싶어 한다. 그 프로그램으로 인해 요리에 흥미를 갖게 되었던 것이다. 부모는 아주 대견해했다! 그 가족은 '도전! 재활용 쓰레기'[4]라는 프로그램도 함께 시청하고 있었다. 이 프로그램을 보며 한 아이는 시계 부품으로 만든 자동차가 어떤 원리로 작동하는가를 설명할 수 있을 만큼의 기술적 지식을 쌓을 수 있었다.

평소에는 거실에 있는 14인치 TV와 비디오를 천으로 가려두고, 아버지는 회사업무가 있을 때 가끔씩 노트북 컴퓨터를 사용했다. 첫째와 둘째 아들은 주중에는 전혀 안 되고 일주일에 최대 2시간까지 볼 수 있었고, 가끔은 할머니 댁에서 옛날 만화영화나 영화 비디오를 보기도 했다. 이웃집에 놀러갈 때는 부모가 "우리 아이는 TV를 보지 않습니다."라고 미리 그 집에 알리고, 그 집 부모는 "아, 그렇군요. 알겠습니다. 발도르프 학교에서는 그런다지요!"라고 답했다. 아이가 일반 학교에 다니거나 홈스쿨링을 하는 경우라면 인터넷에서 학습 자료를 찾아야 할 때도 있기 때문에 집에 프린터와 PC가 필요할 것이다. 일반적인 해결책은 PC를 거실 같은 공용공간에 두는 것이다. 이렇게 하면 가족 구성원 모두가 PC를 이용할 수 있고 부모가 컴퓨터 사용을 통제하기도 쉽다.

아이들 방에 컴퓨터를 두면 부모의 감독 없이 마음껏 컴퓨터를 사용하게 되기 쉽다. 맞벌이 부모라면 아이를 생활공간 밖으로 이끌어내는 것이 낫다. 10대 청소년의 경우 집안에만 있는 것보다 그 편이 덜 파괴적이기 때문이다. 히키코모리, 은둔형 외톨이라고 부르는 극단적인 경우 온갖 종류의 스크린을 갖춘 방에 몇 년씩 틀어박혀 살다가 밤에만 뭘 먹으러 간신히 방 밖으로 나오는 아이들도 있다. 학생의 집에 방문해서 가르치는 한 가정교사는 10대 청소년들이 자기 방에서 PC 속에 파묻혀 살고 있으며 부모들은 헛돈과 시간을 들여 이를 조장하고 있다고 말한다. 그는 PC를 방에서 빼내 거실이나 복도로 옮기면 즉시 학습 능률이 올라가는 모습을 흔히 볼 수 있다고 했다.

주중에도 TV와 컴퓨터를 허락하긴 하지만 학교에서 돌아온 직후에는 절대 안 되고, 집안일과 숙제를 마친 후에만 볼 수 있게 하는 가정도 있다. 바깥 활동을 즐기는 가족들의 경우에는 봄, 여름에는 디지털 미디어 사용이 급감하기도 한다. 이런 식으로 많은 가정이 미디어 사용에 있어 나름의 기본 원칙을 정해두고 있다.

# 학교 다니는 아이들이라면
# 이렇게 하라

디지털 미디어 사용에 대한 원칙을 각 가정 나름의 상황에 맞게 정해두고 때때로 그 원칙을 수정, 보완해나가야 하지만 공통분모라 말할 수 있는 부분도 적잖이 있다. 다음의 원칙들 중에서 각자의 상황에 도움이 될 만한 부분을 토론을 통해 결정해 보라.

1. 7세 이하 아이들에게는 보통 디지털 미디어 사용을 금한다. 물론 기준연령은 직접 정할 수 있다.
2. 주중에는 디지털 미디어를 이용하지 않는다. 특별히 선택한 프로그램을 보는 데 부모가 동의했다면, 숙제나 집안일을 마친 후에 본다. 특히 학교 가는 아침에 밥을 먹으며 TV를 보지 않는다!
3. 아이 방에는 TV도 PC도 두지 않는다. 집에 TV나 비디오를 하나로 줄이고, 거실에 있는 TV 장 속에 넣어두거나 천을 덮어놓는다. PC는 복도나 아무나 드나들 수 있는 방에 놓아둔다.
4. 하루 한 시간씩 TV나 컴퓨터 게임을 하도록 허락해준다면 이것이

습관으로 굳어질 수 있다. 구체적인 프로그램이나 게임을 선택하게 하고 시간제한을 두는 편이 낫다. 어린이용, 또는 특별히 관심 있는 분야의 프로그램만을 보게 하라. 어린 아이들의 경우 어른이 함께 있을 때만 시청하게 하라. 뉴스도 모니터링이 필요하다. 프로그램이 끝나면 즉시 전원을 끈다.

5. 자녀가 PC를 사용할 만한 때가 되면 정보를 찾거나 게임과 이메일, 채팅을 위해 PC를 잘 이용하는 방법에 대해 함께 이야기를 나누라. 그리고 함께 PC 사용법을 배우라.

6. PC, TV의 사용과 몸을 움직이는 운동의 균형을 맞추라. 텔레비전 중독을 피하고 싶다면 1시간 시청할 때마다 그 두 배인 2시간 동안 운동한다. 어떤 아버지는 TV를 켤 수 있을 만큼의 전기를 생산하는 자전거를 타야 TV를 보게 해주기도 한다!

7. TV와 관련된 부가 상품들, 예를 들어 잡지, 장난감, 상품 등을 구입하지 않는다.

8. TV나 PC를 의식적으로 선택하게 하라. 생각 없이 전원을 켜고 채널을 이리저리 돌리며 뭐 볼 거 없나 찾지 말고, 먼저 뭘 볼지 선택한 뒤에 전원을 켜라. 인터넷 서핑도 마찬가지다.

9. PC용 가구를 구입하고 배치할 때 반드시 건강을 위한 예방조치를 취하라. 인체공학적 디자인인지, 눈의 피로를 덜 수 있는지, 허리 통증 등 근육 골격계 질환을 예방할 수 있는지 등을 살펴보라. 잘 모르겠으면 의사 등 전문가의 조언을 구하라. 인터넷 오용을 막기 위한 안전조치도 취해야 한다. 폭력적이거나 선정적인 또는 개인정보를 침해하는 내용을 걸러내기 위한 조치가 필요하다.

시중에 이런 것들을 걸러낼 수 있는 소프트웨어가 많이 나와 있다.[5] Chapter 11 '알아두면 약이 되는 아동 인터넷 보호 지침'에 자세히 설명해 두었다.

〈소리 내어 읽기를 위한 지침서The Read Aloud Handbook〉에서 짐 트렐리스(Jim Trelease)는 자기 가족이 어쩌다가 TV 시청을 위한 규칙을 만들게 되었는지에 대해 이야기한다. 트렐리스가 이제부터 TV 시청을 제한할 거라고 선언하자 아이들은 큰 소리로 울기 시작했고, 그 이후로도 4달 동안 생각나면 한 번씩 TV 때문에 울고불고 난리를 쳤다. 그렇게 하게 된 이유는 9살 딸과 5살 아들이 TV 볼 시간을 너무 많이 뺏긴다고 불평하며 매일 저녁 갖던 '소리 내어 읽기' 시간을 싫어하는 것이 TV 중독 초기 증상임을 알아챘기 때문이었다. 4명의 자녀를 둔 친구네 집에선 주중에는 TV를 안 보여주고 그로 인해 얻는 것이 많다는 사실도 한몫을 했다.

새로운 규칙을 도입한 지 3개월이 지나자 소리 내어 읽기를 할 시간과 독서할 시간이 충분해졌다. 숙제도 느긋하게 할 수 있고, 운동, 그림 그리기, 집안일 하기 등을 위한 시간도 넉넉해졌다. "무엇보다도 함께 이야기를 나누고, 질문을 하고 그 질문에 대답할 시간이 생겼다. 아이들의 상상력이 다시 생기를 찾았다."고 한다. 그 가족의 TV 시청 원칙은 다음과 같다.

- 월요일부터 목요일까지는 저녁 식사시간에 텔레비전을 끄고 다시 켜지 않는다.
- 부모의 허락 하에 주중에 하루, 한 프로그램은 볼 수 있다. 숙제, 집안일 등 할 일은 그 전에 다 마쳐야 한다.

- 금, 토, 일 같은 주말에는 3일 중 2일만 볼 수 있다. 나머지 하루 는 숙제 등 다른 일을 한다. 어떤 날 숙제를 하고 TV를 볼 지는 아이마다 따로 결정할 수 있다.

프로그램을 선별하다 보니 TV 시청에 대한 분별력이 높아지고 아이들의 선택 기준도 상당히 까다로워졌다. 주중에 하루, 한 프로그램을 골라 볼 수 있는 선택권이 있었지만, 아이들은 잊어버리거나 안 보겠다고 했다. 하지만 트렐리스는 "아이들에게 TV 시청을 줄이라고 요구할 거라면, 그래서 아이들 일과에 3시간의 공백이 생기게 할 거라면, 그 공백을 채우기 위해 부모도 마음을 쏟고 노력해야 한다."[6]는 사실도 깨닫게 되었다.

가족의 미디어 사용에 대해 배우자 및 아이들과 함께 정기적으로 점검해 보는 것도 중요하다. 변화된 요구사항을 반영하고, 프로그램을 선택한 이유에 대해서도 이야기 나누고, 아이가 스스로 선택할 능력을 갖도록 비판적인 눈으로 미디어를 바라보는 식견을 키워주기 위해서다. 우리는 일요일 저녁에 4명의 아이들을 포함한 온 가족이 모여 하나의 이야기를 함께 읽고 일주일의 계획을 세우곤 했다. 우리가 뭘 하고 싶은지를 결정할 수 있는 좋은 시간이었다.

7-12세 정도의 아이들은 디지털 미디어를 신중하게 사용했을 때 얻을 수 있는 이점이 많다. 준비가 됐다고 여겨지면, 부모와 본인 모두가 그렇게 생각한다면 미디어를 책임감 있게 사용하는 방법을 배운다. 이런 경우라면 금단의 열매라도 얻은 듯 그동안 못 본 만큼 TV를 끌어안고 사는 일은 일어나지 않을 것이다.

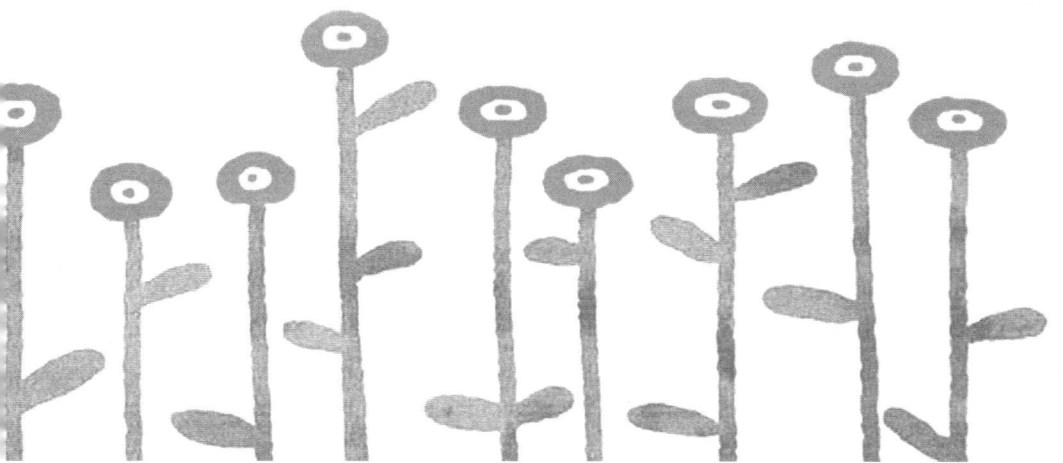

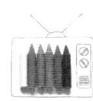

Chapter 11

# 아이의 어린 시절을 지키는
# 최후의 존재, 부모

현실 앞에 눈 감지 말기 / 상업주의로부터 아이를 보호하기 / Tip 아이들에 대한 상업적 착취를 근절하라! / 알아두면 약이 되는 아동 인터넷 보호 지침 / 가정에서 신경 써야 할 '인체공학'

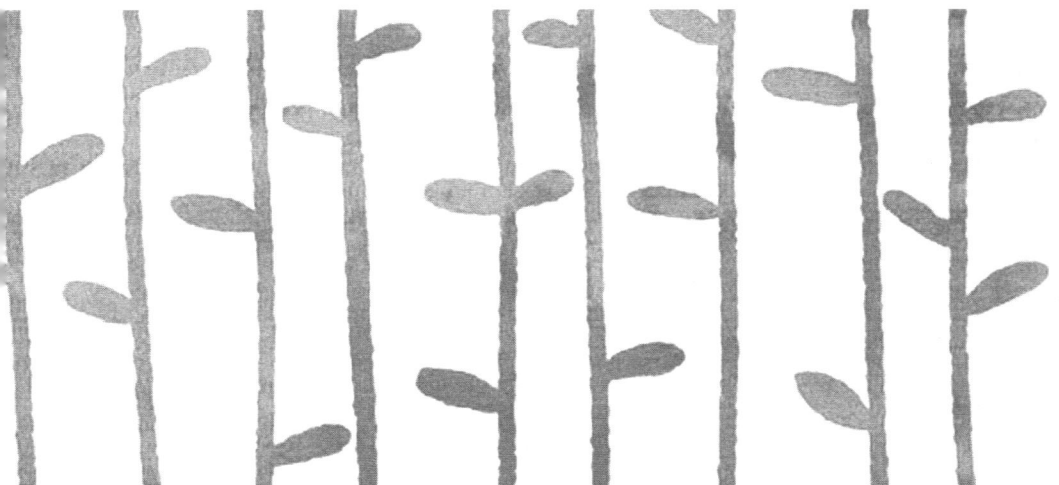

# 현실 앞에
# 눈 감지 말기

　상업주의의 파상공세, 아이들에게 너무 많은 것을 너무 일찍 접하게 하는 학교, 디지털 미디어의 과잉 자극, 멀티미디어가 점령해버린 침실에서 집 밖으로 한 걸음도 나가지 않는 사회적 고립으로부터 아동기를 구출해내자는 목소리에 동참하는 부모와 교사들이 늘고 있다. 영국에서는 무서워서 밖에 나가 놀지 못하는 아이들이 많아지고 있다. 과거에는 안심하고 나가 놀 수 있었던 동네 놀이터가 위험한 곳으로 여겨지고 있기 때문이다.

　1971년에는 8살 아이들 10명 중 8명이 걸어서 학교에 갔지만, 1997년에는 고작 10명 중 1명으로 줄었다. 911 세계 무역센터 테러공격 장면을 되풀이해서 방영하는 경우에서처럼, 낯선 이로 인한 위험이라든가 소아성도착자에 대한 미디어의 호들갑은 대중의 불안을 오히려 가중시킬 뿐이다. BBC 방송의 스티븐 에반스(Steven Evans)는 일련의 영상을 음산한 음악을 깔아 몇 번이고 반복해서 보여주고, 뉴스 카메라에 앞에서 말하는 시민들 뒤에 불필요한 배경화면으로 넣는 행위를 포르노

같다고 표현한다.[1]

　최근 연구에서 아동 정신건강을 연구하는 학자들은 5명 중 1명의 아이가 불안과 우울증을 앓고 있다고 했다. 구체적으로는 12%의 아이가 불안 장애를 갖고 있었고, 10%는 파괴적 행동 장애, 5%는 주의력 결핍 장애, 6%는 발달 장애를 갖고 있었다. 영국의 정신 건강 재단(Mental Health Foundation)에서 최근 발표한 보고서 〈밝은 미래Bright Futures〉에서는 아동기를 가족 붕괴와 높아가는 학교의 요구, 바깥 놀이에 대한 공포, 파편화된 이웃관계, 미래에 대한 희망 상실로 점철된 전쟁터에 비유했다. 아동 정신건강을 위한 단체인 어린이 정신(Young Minds) 소속 피터 윌슨(Peter Wilson)은 아동기의 상실을 이렇게 말한다.

　"TV와 영화, 컴퓨터 따위의 과학 기술이 그 모든 것을 산산조각 냈다. 그것은 모든 다양성을 하나로 녹여버렸다. 과거에 아이들은 어른이 되기 위한 자격을 하나씩 갖추어 나가야 했다. 읽기를 배우는 것도 그 중 하나였다. 하지만 TV는 아무나 소비할 수 있다. 아동기의 순수함이 완전히 쇠락한 건 아니라도 점진적인 발달, 단계적인 발견으로서의 아동기는 시들고 있다. 아동기를 사냥감 쫓듯 적정 속도 이상으로 몰아붙이고 있다. 오늘날의 아이들은 우리가 생각하듯 그렇게 생기발랄하지 않다."[2]

　하지만 우리가 살고 있는 이 시대는 대단히 창의적인 시대이기도 하다. 가정과 학교, 공동체가 힘을 모아 아동기를 보호하고 회복시킬 수 있다. 한 가지 사례만 언급하겠다. 이 책을 쓰는 과정에서 나는 잉글랜드 서남단에 위치한 세인트 이브스(St. Ives) 섬을 방문했다. 그곳 청소년과 아이들은 학교가 끝나면 여럿이 함께 밖으로 나왔다. 스케이트보드를 타는 아이들은 시청 앞에서 멋들어진 점프 실력을 뽐내고, 어떤 아이들은 바다에서 서핑보드를 타고, 또 어떤 아이들은 유명한 키저러스[3] 크리스마스 뮤지컬을 연습하기도 했다.

사람들은 이제 지나치게 개별화된 문화 속에서 자기만의 울타리 속으로 칩거해버리는 대신 어떻게 하면 가족 중심적인, 아동 친화적인 세상을 만들 수 있는가를 스스로에게, 그리고 다른 부모들에게 묻기 시작했다. 미디어의 지나친 간섭 등 현대적 삶의 병폐에 눈 뜬 부모들은 사랑에 기초한 인간관계, 대화, 온 가족이 함께 하는 식사시간, 이야기, 책 읽기, 리드미컬한 하루 일과, 자연, 놀이, 만들기, 축제처럼 온전한 아동기를 위해 필요한 요소들을 채우기 위해 많은 노력을 기울이고 있다. 더불어 디지털 미디어를 줄일 때 가족생활이 훨씬 차분하면서도 능동적이고 충만해진다는 것, 그리고 그 속에서 아이들이 무럭무럭 자란다는 것 또한 인식해가고 있다. 학습 장애를 가진 아이들을 위한 특수학교에 다니는 19살 해리라는 소년은 하숙집 가족에 대해 이렇게 말했다. "여긴 아주 조용해요. 우리 집엔 TV가 5대나 있었는데 말이죠. 이 집이 훨씬 재미있어요. 같이 놀이도 하고, 밥 먹고 이야기를 나누거든요."

도움의 손길도 멀지 않다. 미국 아동 연합을 포함, 건강한 아동기를 위해 가정과 학교가 앞장서야 한다고 촉구하는 단체들이 많다. 이들이 많은 연구와 건강한 상식의 검증을 거쳐 꼭 필요한 일이라고 제안하는 일들은 다음과 같다.

- 신뢰할 수 있는 어른들의 사랑에 기초한 친밀한 인간관계
- 바깥 놀이, 자연 탐험, 정원 가꾸기 등 자연을 직접 만나고 경험할 수 있는 활동
- 아무런 틀 없이 자유놀이를 즐길 수 있는 시간. 특히 역할을 흉내 내며 노는 놀이는 어린 아이들이 반드시 거쳐야 할 핵심 과정에 속한다.
- 음악, 연극, 인형놀이, 춤, 그림 그리기 같은 예술 활동은 각각 개별 과목인 동시에 다른 모든 지적인 과목에 생기를 불어넣는 '누룩' 같은 역할을 한다.
- 직접 손으로 뭔가를 만드는 수업, 수공예와 신체 활동은 아이가 과학, 수학, 기계공학에서 배울 내용을 가장 효과적으로, 말 그대로 '몸으로 깨치게' 한다.
- 사랑하는 어른들과 대화하기, 시 낭송, 이야기 들려주기, 책 읽어 주기[4]

교사들은 교육자로서 할 수 있는 최선의 노력을 기울이고 있지만 앞으로 사회성과 학습, 행동상의 어려움을 가진 아이들이 갈수록 많아지리라는 것을 의식하고 있다. 그들에게 가장 필요한 도움은 정보과학 기기가 아니라 학생 수가 적은 교실, 학습 장애를 가진 아이들을 도와줄 수 있는 전문 교사, 교실 내 도우미, 책과 읽고 쓰기를 위한 자료, 건물 보수를 위한 예산, 예술과 만들기 활동, 연극, 정원 가꾸기, 요리, 환경 관련 수업, 운동, 음악 수업을 위한 기금이다. 교사들이 가장 우려하는 것은 공공 지출에서의 '제로섬 게임'[5], 즉 정보통신 기기의 구입

과 유지보수, 인력 충원에 많은 예산이 투입되면서 예술 같은 다른 중요한 활동이 눈에 띄게 위축되어가는 것이다. 애플 컴퓨터의 스티브 잡스가 한 말에 많은 교사들이 고개를 끄덕일 것이다.

"나는 지금껏 지구상 그 누구보다 컴퓨터 기기를 학교에 설치하는 일에 앞장서 왔습니다. 하지만 그 문제는 과학기술의 몫이 아니라는 결론에 이르렀습니다. 교육의 잘못된 부분을 과학기술로 고칠 수는 없습니다. 아무리 많은 과학기기를 동원한다 해도 그것으로는 아무것도 변화시킬 수 없습니다."[6]

교사와 부모들은 시대를 앞서가는 학자들의 연구동향에도 귀를 기울이다가 미디어를 보다 분별력 있게 사용하는 데 힘을 실어줄 수 있는 최신 연구를 놓치지 않고 찾아낸다. 예를 들어 TV, 비디오, 컴퓨터 게임에서 접한 폭력의 영향에 대해 세계 각국의 부모들이 우려의 목소리를 높이고 있는 상황에서 캘리포니아 주 스탠포드 대학의 토마스 로빈슨(Thomas Robinson) 교수는 최근 연구에서 텔레비전을 껐을 때 아이의 공격성 수치가 현저하게 감소한다는 것을 입증했다.

일주일에 평균 15.5시간 동안 TV를 시청하고, 비디오는 일주일에 5시간, 비디오 게임은 3시간 하는 8, 9세 어린이 225명을 대상으로 실험을 진행했다. 한 그룹의 아이들은 처음 10일 동안은 미디어 사용을 완전히 중단했다가 일주일에 7시간으로 시청을 줄였다. 이 아이들에게서는 폭력적인 행동이 25%나 감소했다. "정말 기쁜 소식은 아이의 미디어 사용을 줄이는 데 힘을 보태면 공격적인 행동이 크게 감소하는 것을 눈으로 확인하게 된다는 것입니다." 그는 침실에는 TV나 PC를 두지 말 것과 일주일 동안의 TV, 비디오 시청시간에 대해 부모가 합의할 것을 제안한다.[7]

크리스마스 즈음이면 정신 못 차리게 쏟아지는 광고와 판촉에 시달려 온 부모들은 그동안에도 계속해서 TV 광고방송을 비난해왔다. 그리고 이제는 광고를 많이 볼수록 크리스마스 선물을 더 많이 원하게 된다는 것이 사실로 입증되었다. 한 해 평균 18,000편의 광고방송을 접하는 영국의 아이들은 어린이 대상 TV 광고가 금지된 스웨덴 아이들보다 훨씬 많은 물건을 갖고 싶어 한다. 허트포드셔 대학의 학자들은 "편하게 살고 싶어서 자녀가 TV를 맘대로 보도록 내버려두는 부모는 사실 장기적으로 봤을 때 훨씬 골치 아픈 문제들을 안고 살게 될 것"[8] 이라고 말했다.

지역 사회에 속한 사람들도 어떻게 하면 가족친화적인 마을을 만들고 가꿀 수 있는가를 생각하기 시작했다. 옛말에 아이 하나를 키우려면 온 마을이 나서야 한다고 했다. 어린이 안전을 위해 함께 노력하는 것도 가족 친화적 마을을 가꿀 수 있는 한 가지 방법이다. 예를 들어 영국에서는 어린이 교통사고 및 사망 사건이 지난 몇 년 동안 눈에 띄게 감소하고 있지만, 부모가 아이를 거리에 못 나가게 하고 직접 차에 태워 학교에 데려다주었기 때문에 발생한 결과에 불과하다. 그러므로 영국에서 마을이나 소읍, 동네에 필요한 시설물 계획을 입안할 때마다 아이들이 필요로 하는 것을 염두에 두고 공공시설을 다시 설계하는 것이 가장 중요하다.

폭력 범죄뿐 아니라 교통사고도 폭력적인 비디오 게임과 무관하지 않다는데 지역 사회가 뜻을 모으기도 한다. 영국 글로스터셔에 사는 잰 월드만의 딸 캐시는 길을 건너다가 자동차에 치어 사망했다. 잰은 이와 유사한 사건들이 카마게돈(Carmageddon)[9]이나 자동차 대약탈(Grand Auto Theft)[10] 같은 폭력적인 비디오 게임으로 인한 것이라 주장하며 지역 상점들이 그런 게임을 팔지 못하도록 격렬한 항의시위를 벌였다.[11] 소니 플레이스테이션 2용으로 개발된 자동차 대약탈의 후속 제품인 자동차 대약탈 도시(Grand Auto Theft City)는 2002년 영국에서 가장 불티나게 팔린 게임으로, 발매 직후 1천만 파운드의 판매고를 기록했다. 극도로 폭력적인 이 인기 게임은 18세 이상만 이용가능하다는 X 등급을 받았지만 너도나도 그 게임을 손에 넣고 싶어 하는 분위기 속에서 10대 아이들이 받고 싶은 크리스마스 선물 목록 1위에 올랐다. 토미라는 조직 폭력배 역할을 선택한 플레이어는 차를 몰고 여기저기 돌아다니다가 피자 배달하는 사람을 차로 받고 다시 후진해서 그 시체를 짓밟는 식의 폭력을 저지른다.[12]

모든 비디오 게임에 부모가 확실히 알 수 있도록 등급 표시를 의무적으로 제품 전면에 큰 글씨로 표기하게 하라는 대중의 압력이 전 유럽에 걸쳐 확산되고 있다. 계란으로 바위치기에 불과할지는 몰라도 훌리건(Hooligans)이나 유럽을 덮친 폭풍우(Storm over Europe), 카마게돈 같은 게임을 검열하거나 판매금지 조치를 내리라는 소송도 제기되고 있다. 이런 상황 속에서도 영국 내무부는 컴퓨터 폭력과 청소년 사이에서 급증하는 폭력행위의 상관관계를 애써 얼버무리려만 할 뿐이다.

미디어 폭력을 옹호하는 사람들이나 비디오 게임 제작자들은, 미디어 폭력과 폭력행위 사이의 연관성이 아직 입증되지 않았다는 그럴싸

한 주장을 흔히 늘어놓는다. 둠(Doom)이나 퀘이크(Quake) 같은 게임은 살아남기 위해 누군가를 죽여야만 하는 삼차원 세계 속으로 빠져들어간다. 왕국의 도래를 위해 닥치는 대로 휘두르고 폭파시킬 때의 기분은 실제 삶에서 거의 만나기 힘든 짜릿하고 손에 땀을 쥐게 하는 자극이다. 신체 파편이 사방으로 터지는 모양이 어찌나 사실적인지 진짜로 피에 젖는 느낌이 들 정도다.[13] 미 해병대는 병사들의 살인 훈련을 위해 둠을 생생한 최신 그래픽 기술을 동원해 업데이트했다. 그래서 병사들은 이 게임을 하면서 실제로 전장에 서서 총을 쏘아 적을 죽이고 있는 듯한 기분을 느낄 수 있다. 데이브 그로스만 중령은 켄터키 주에 사는 10대 소년 마이클 카닐이 저지른 파두커 학교 총기난사 사건으로 미국의 게임 제작자들을 기소할 때 이런 사례들을 인용했다. 마이클 무어(Michael Moore) 감독의 히트 영화 '볼링 포 콜롬바인(Bowling for Columbine)'은 이 문제를 심도 있게 파헤치고 있다.

영국 정부의 미적지근한 태도와 달리 노팅햄 대학의 엘리자베스 뉴손(Elizabeth Newson) 교수는 10살 난 존 베나블즈와 로버트 톰슨이 1993년 2월 2살짜리 제임스 벌거를 고문하고 살해했던 사건에 비디오 폭력이 주요한 영향을 미쳤음을 분명히 입증했다. 뉴손 교수는 상호 연관성을 증명하는 여러 권위 있는 연구 결과를 인용했고, 미디어 폭력에 과도하게 노출되면 공격적 행동이 발현될 수 있다는 연구가 전 세계적으로 진행되고 있으며 출판된 논문만 1,000편이 넘는다고 했다. 그녀는 급성장하고 있는 인터랙티브 게임의 폭력성 수위가 하늘 높은 줄 모르고 올라가고 있기 때문에 이에 대처하기 위해 훨씬 더 많은 연구가 진행되어야 한다고 역설한다.

뉴손 교수는 아이들의 잠재적 피해를 막기 위해 폭력적인 내용의 미디어를 엄격하게 규제해야 한다는 말로 결론을 내렸다.

"많은 이들이 표현의 자유라는 가치를 중요시합니다. 하지만 우리는 잔혹함의 수위가 어디까지 올라갈지, 그리고 아이들이 그것을 이렇게 쉽게 손에 넣을 수 있을 거라고 생각하지 않았다는 점에서 너무 안일했음을 깨닫고 있습니다. 대부분의 사람들은 자녀의 미디어 시청 통제나 잔인하고 가혹한 행위를 목격했을 때 아이들이 받을 스트레스에 대한 것은 아이 부모의 사리판단에 달린 문제라고 생각합니다. 불행히도 이 문제에 있어 부모를 신뢰하고 부모로부터 도움을 받을 수 없는 아이들이 너무나 많다는 것이 현실로 드러났습니다. 사회가 나서서 이런 제품의 가정 시청을 금지해야 합니다. 다른 형태의 아동 학대와 마찬가지로 폭력물로부터 아이를 보호하는 문제에서도 사회는 마땅한 책임을 다 해야 할 것입니다."[14]

앞서 애플 컴퓨터의 스티브 잡스는 학교 문제를 과학기술만으로 해결할 수 없다는 말을 했다. 그런데도 정치가와 디지털 미디어 및 컴퓨터 회사들은 가정과 학교를 스크린 문화로 채우려는 노력을 굽히지 않고 있다. 정치가들의 눈에는 훌륭한 도구인 정보통신 기기를 가정과 학교에 갖추어 놓으면 서로 돕는 이웃 관계 속에서 아이를 키우고 창의적으로 교육시킨다는 쉽지 않은 과제가 마법의 탄환이나 만병통치약처럼 한 방에, 또는 막히는 길옆의 우회로처럼 술술 해결될 것 같은가 보다.

최첨단 기업에서도 옆 자리에 앉은 직원들끼리 서로를 찾아가 직접 말하는 대신 이메일을 보내는 현실을 개탄한다. 시대를 앞서가는 관리자들은 자기들의 업무가 사람들 간에 의사소통을 원활하게 하는 것이라고 여기고 있다. 대화 기술을 개선하기 위해 전문 이야기꾼이나 배우가 운영하는 스토리텔링 과정을 수강하기도 한다! 이것이 이 순환의 종결이다! 유치원과 유아원, 초등학교 저학년 교실에서 풍요롭고 건강한 발달을 촉진시킬 놀이와 언어 발달, 사회성, 창의력 학습을 퇴출시키고 그 자리에 디지털 미디어를 넣어 놓다가 첨단기업의 경영인이나 직원이 된 뒤에는 의사소통 기술의 부족을 메우려고 이야기를 들으러 다니는 것이다! 그들이 말하듯 "내가 배워야 할 모든 것은 유치원에서 배웠다. ― 요즘은 그 유치원이 꼬마들의 최신 과학기술 놀이터[15]라는 점만 빼고!"

영국과 북미의 부모, 교사들은 아이들을 직접 겨냥한 광고 폐지를 수차례에 걸쳐 주장해왔다. 하버드 의대 부설 베이커 판사 아동 센터(Judge Baker Children's Centre of the Harvard Medical School)의 수잔 린 박사는 신문에 기고한 글에서 이렇게 말했다.

"자고 일어나면 늘어나는 최첨단 미디어 기술과 자유 시장에 대한 찬사 속에서 위니캇(Winnicott)이 말하는 환경, 창조성과 성장을 가능케 하는 충분히 좋은 부모, 사랑, 안정감, 안전한 '중간 공간'[16]을 아이들에게 제공하기가 어려워진다. 미국의 어린이들은 눈 뜨는 순간부터 잠자리에 들 때까지 잠시도 쉬지 않는 광고 소음과 팔려는 물건의 맹공 속에 산다. 자신만의 생각, 자신만의 상, 글씨나 그림과의 능동적 만남은 블록버스터, 아동용 영화, 텔레비전 프로그램 앞에서 시들어가고 있다. 장난감, 그림책,

비디오, 오디오 테이프, 의류 따위의 캐릭터 상품은 부차적으로 따라오기 마련이다."[17]

린 박사를 비롯한 연구진이 제시하는 해결책은 8세 이하 아이들을 향한 판촉을 근절함으로써 아이들에 대한 상업적 착취를 중단시키기 위한 공중 보건 캠페인을 벌이자는 것이다.

# 상업주의로부터
# 아이를 보호하기

유럽 중 스웨덴의 법은 12세까지의 어린이들에 대한 TV 광고를 규제하라는 SCEC의 제안보다 훨씬 앞서 있다. 스웨덴 문화부 자문위원인 라스 마렌(Lars Maren)은 어린이 대상 광고에 대한 스웨덴의 법을 다음과 같이 설명한다.

- TV 상업광고는 12세 이하 아이들의 주의를 끌 목적으로 만들어져서는 안 된다.
- 어린이 프로그램에서 눈에 띄는 역할을 맡은 인물 또는 캐릭터는 TV 상업광고에 출연할 수 없다.
- 상업광고는 어린이 프로그램 중간이나 어린이 프로그램 직전, 또는 직후에는 방송될 수 없다.[18]

스웨덴 정치인과 공무원들은 유럽 연합(EU)도 아이들 대상 광고행위를 엄격히 규제하는 데 동참시키려 했지만 성공하지 못했다. 이들이 제안한 것은 "첫째, 12세 미만 미성년자를 겨냥한 TV 광고방송은 규제되어야 한다. 둘째, 텔레비전 광고방송은 다음의 기준을 따라야 한다. 광고방송은 미성년자들이 세상물정을 모르고 쉽게 남을 믿는 습성을 악용하여 제품이나 서비스를 구매하도록 직접 설득할 수 없다."는 조항에서 '직접'이라는 단어를 삭제해야 한다는 것이었다.[19]

그러므로 우리 아이들을 위한 유일한, 그리고 최고의 보호대책은 12세 이하 아이들을 겨냥한 모든 형태의 광고와 상업적 스폰서 행위를 금지하는 것이다. 스웨덴에서는 현재 TV 광고방송에 대해 이런 조치를 실행하고 있지만 이를 모든 미디어로 확대하자는 것이다. 이렇게 되면 아동기에 대한 상업적 착취를 중단시킬 수 있다. 의류, 비디오, 게임, 탄산음료, 블록버스터 캐릭터 상품의 간접광고로 도배되다시피 한 어린이용 TV, 비디오 게임, 소프트웨어에서 광고를 빼고, TV 프로그램에서 특정 브랜드의 의류와 상표를 부각시키지 못하게 하는 것이다.

원칙적이면서도 다소 과격한 이런 조치가 아동기 문화를 지키는 보호막이 될 것이다. 탄산음료나 패스트푸드 광고에 특별세를 붙이고 그 돈을 사회적, 공동체적, 창의적, 환경 친화적 운동과 교육 활동에, 그리고 아이들 삶의 질 향상을 위한 프로젝트를 위해 사용할 수도 있다. 이렇게 쓰이는 세금이야말로 광고 제작자들이 몇 세대에 걸쳐 자녀를 미끼로 부모들에게 휘둘러왔던 '막무가내로 떼쓰는 아이들' 전략에 대한 달콤하면서도 기발한 복수일 것이다.

아이들을 직접 겨냥한 광고를 금지시켜야 하는 주요한 이유는, 물론 아이들을 상업주의로부터 보호하기 위한 것이지만 다른 시급한 이유들도 있다.

첫째, 〈대중의 정신과 모든 것을 잠식하는 이미지The Public Mind and All Consuming Images〉[20]의 저자이자 사회학자인 스튜어트 유엔(Stuart Ewen)은 디지털 미디어가 지금껏 누구도 상상하지 못했던 방식으로 안방에 앉아 있는 사람들의 사고와 행동을 조종할 기회를 창출해내고 있다고 생각한다. 전국 방방곡곡 자신만의 내밀한 공간에 앉아 있는 대중은 이제 하나로 수렴되고 있으며, 대중의 눈과 귀는 같은 방향을 향하고 있다. 아이들을 이런 조작의 손길 아래 내버려두어서는 안 된다. 최소한 청소년으로서 분별력과 자신만의 판단력을 발휘할 수 있기 전까지는.[21]

둘째, 지그문트 프로이드의 조카이자 미국 대중 홍보의 아버지라 할 수 있는 에드워드 버네이스(Edward Bernay)는 인간의 행동이 주로 비이성적인 충동과 감정에 의해 유도된다고 믿었다. 그는 홍보(PR : Public Relations)를 '합의의 조작(the engineering of consent)'이라고 정의했다. 광고 제작자들은 TV의 설득력이 아주 뛰어나다는 사실과 그래서 어린 아이들은 광고가 주장하는 말을 대부분 그대로 믿는다는 사실을 오래 전부터 알고 있었다. 마케팅 전문가인 제임스 맥닐은 광고가 아이들에게 얼마나 강력한 영향력을 갖는가에 대해 설명한다.

"8세 이하의 아이들은 광고를 무조건 신뢰하고, 그것이 프로그램의 연장선이라 여기기 쉬우며, 광고에 담긴 판매 의도를 쉽게 인식하지 못한다. 아이들을 향한 광고는 사실상 감정에 호소하고 사달라고 설득하는 말 빼면 아무것도 없다.

광고 제작자들은 자기들이 가진 모든 창조력을 다 끌어내어 환상의 세계를 창출하는 데 쓴다. 광고를 만들 때 아이들의 눈높이에서 그들이 이해할 수 있는 유용한 정보를 담아야겠다는 생각은 눈곱만큼도 없다. 광고 제작자들은 맘만 먹으면 아이들이 말 그대로 어떤 제품이든 좋아하고 갖고 싶게 만들 재주가 있지만, 이 재주는 대개 장난감과 설탕이 듬뿍 들어간 음식을 파는 데 쓰인다.

아이들을 아주아주 특별한 소비계층으로 봐야 하며, 마케팅 시스템은 이들에게 그에 걸맞은 대우를 해줄 줄 알아야 한다. 특별대우는 그리 오래 지속될 필요는 없다. 온전한 구매력을 갖춘 소비자가 될 때까지만 대접해 주면 된다. 그러면 그들은 언제 어디서나 모든 판매원들에게 있어 행복하고 후한 고객이 될 것이다.”[22]

셋째, 앞서 살펴보았던 것처럼 탁월한 호주 심리학자 프레드, 메릴린 에머리는 TV나 모니터라는 매체가 인간에게 미치는 영향에 대해 철저히 조사했고, 그것이 인간의 두뇌 기능을 마비시킨다는 결론에 이르렀다. 이와 달리 독서 같은 활동은 정반대의 역할을 했다. 광고 제작자들은 이 사실을 당연히 알고 있었다. 그래서 그들은 우리 안에 공감과 긍정적인 느낌을 심어줄 수 있는 강력한 이미지를 동원하기 시작했다. 그런 이미지들은 상점 판매대에서 그 제품을 만날 때 다시 환기된다. 우리는 아이들을 이런 전자 메시지로부터 보호해주어야 한다.

넷째, 현재 어린이들의 건강을 심각하게 위협하는 패스트푸드에 대한 욕구는 디지털 미디어를 통해 주입된다.

다섯째, 광고 제작자들의 목표는 아이들이 아직 방어력이 약할 때 그들의 마음을 사로잡아 두려는 것인데, 그러면 평생 동안 TV 전원 끄기를 어려워할 뿐만 아니라 광고의 감언이설을 거부하지 못하는 존재가 되기 때문이다. 아이들의 신체적, 정신적 건강을 상업적 이익보다 우선시하는 합리적이고 생각이 깨인 사회라면 아이들의 인생을 이렇듯 부당하게 조작하는 행위를 좌시하지 않아야 한다.

여섯째, 광고 제작자들은 법으로 금지하지 않는 한 아이들이 어떤 물건을 사고 어떤 생활방식을 선택할지를, 할 수 있는 한 크게 휘두르려 할 것이다. 그들의 목표는 청소년과 어린이들의 생활공간 및 문화공간을 지배하는 것이다. 나오미 클라인(Naomi Klein)[23]은 나이키 같은 회사들이 흑인 빈민가 청소년 문화를 처음에 어떻게 공략하는지, 그런 뒤 또래 사이에서 동경의 대상이 된 '쿨한 것'을 다른 아이들에게 팔기 위해 어떻게 착취했는지를 조목조목 짚어 말한다. 데이비드 루바스(David Lubars)라는 광고 제작자는 그 업계에서 가장 중요하게 여기는 원칙이 고객을 바퀴벌레 취급하는 것이라 말한다. 스프레이를 뿌리고, 뿌리고 또 뿌리면 한동안은 면역이 생긴다. 그들이 우리 아이들에게 '저것 사줘' 스프레이를 뿌리지 못하게 해야 한다![24]

일곱째, 인터넷은 전 세계를 아우르는 통신망 구축 차원에서는 대단한 성공을 거두었지만, 원치 않는 스팸 메일과 정크 메일, 포르노 사진의 홍수 속에 오염되고 있다. 내 친구의 아이는 아무 생각 없이 '딱따구리'라는 단어를 인터넷으로 검색했다가 갑자기 포르노 사진의 폭격을 받고 말았다. 다른 예도 있다. 어떤 집에서는 부모가 인터넷 사용을 지켜볼 수 있도록 컴퓨터를 부엌에 두고 있었는데, 그나마 그랬기 때문에 그 집 9살짜리가 평범한 제목의 포르노 메일을 실수로 열었다가 그 홈페이지가 메인화면으로 등록되는 일이 벌어졌을 때 쉽게 대처할 수 있었다! 포르노나 폭력적 내용을 걸러주는 소프트웨어도 있긴 하지만 인 터넷으로 밀려드는 폭력과 포르노를 완전히 막진 못한다 하더라도 최소한 엄격한 법규를 만들어 규제해야 한다는 목소리도 만만치 않다.

마지막으로 어린이와 청소년을 직접 겨냥한 광고를 뿌리 뽑으면 가정의 큰 스트레스 원인 하나가 제거될 것이다. 아이들이 광고를 보고 막무가내로 떼쓰는 모습을 더 이상 안 봐도 되기 때문이다! 광고 금지 조치로 부모들은 상당한 돈을 절약할 수 있을 것이고, 아이들의 문화 공간은 누구의 간섭도 받지 않고 자유로워질 것이다.

한 마디로 말해 부모가 디지털 미디어를 규제하면 어린 자녀들은 제대로 된 아동기를 누릴 수 있다. 아이가 글을 잘 읽고 쓸 수 있을 때까지, 자발적으로 놀이를 하고, 뭔가에 지속적인 흥미나 취미를 가질 때까지, 그리고 분별 있는 선택을 할 수 있을 때까지 미디어 접촉을 제한해주는 것은 정말 중요한 일이다. 지금껏 살펴본 것처럼 디지털 미디어는 대단히 중독성이 강할 뿐만 아니라 엄청난 시간을 '빼앗기' 때문이다. 학교에서도 아직 연약한 저학년 아이들을 보호하고 올바른 성장 발달을 돕기 위해 미디어 사용을 제한해줄 수 있다. 건강한 성장 발달에 필수적인 요소들이 그 어느 때보다 중요한 시기이기 때문이다.

가정과 학교에서 디지털 미디어를 제한하는 것은 단순한 개인의 선택이 아니라 전 지구적, 정치적 사안이기도 하다. 인도네시아의 부모들도 미디어 폭력과 광고가 자녀에게 미칠 영향에 대해 영국과 미국 사람들만큼이나 걱정한다. 전 세계 곳곳에서 고임금을 받는 유능한 장사꾼, 심리학자들 집단이 개인적 이익을 위해 가정과 학교, 아동기를 식민지화시키고 있다. 어린 아이들을 대상으로 한 모든 형태의 광고를 근절할 수 있다면 우리는 사리사욕을 위해 아이들을 상품화하는 기업의 손길로부터 아동기를 회복시킬 수 있다.

장사꾼과 기업이 그나마 알아듣고 귀 기울이는 시늉이나마 할 유일한 언어는 입법 조치와 강제 조항뿐이라는 것이 우리의 슬픈 현실이다. 의류 회사인 니콜 밀러 주식회사의 회장 버드 콘하임(Bud Konheim)은 솔직하게 인정한다. "이 업계에서 뭔가가 바뀐다면 그것은 누군가가 큼직한 소몰이 막대를 가지고 당신 엉덩이를 계속 찔러 댔기 때문이다."[25] 정치가 대기업 세계에 개입한다 해서 얼마나 실질적 변화가 있을까 의심하는 사람들도 있을 것이다. 다행히 우리에게는 선례로 삼을 만한 스웨덴의 광고규제 법이 있다. 우리가 주장하는 아동대상 광고규제 법안은 지금까지의 가장 강력한 광고 금지조처이자 문화 운동이 될 것이며, 여기에는 아이들의 삶을 해방시킬 무한한 가능성이 내포되어 있다.

광고에 쓰이는 돈의 10%만 세금으로 받아서 그 돈을 모두 아이들의 삶을 예술, 운동, 환경, 사회, 교육적 활동으로 풍요롭게 하는 지역사회 단체나 학교에 잘 배분해줄 수도 있다. 이런 조치가 오랜 세월 동안 아무런 규제 없이, 많은 경우 부도덕하게 우리 아이들의 삶과 성장 발달을 조작해 온 미디어의 부정적 영향을 되돌리려는 첫 단추 역할을 할 수 있을 것이다.

그리고 무엇보다 이런 조치는 창조적이고 즐거운 활동을 폭발시켜 아동기를 회복시키는 데 일조할 것이다. 그리고 문화적 변화에 대한 절박한 요구가 뿌리 내리고 성장할 기회를 가질 때, 모든 아이들에게 혜

택이 돌아갈 수 있다.

이 책의 핵심적인 주장은 한 마디로 자녀가 어떤 어린 시절을 보낼지를 부모가 선택할 수 있다는 것이다. 우리는 기업의 이익을 충실하게 대변하는 미디어 기계나 영혼 없는 과학기술의 무기력한 희생자가 결코 아니다. 우리는 유해한 스크린 문화의 폭정으로부터 우리 아이들을 보호할 책임이 있다. 닐 포스트만이 다음의 글을 썼을 때도 같은 생각이었을 것이 분명하다.

"자신이 속한 문화의 관례를 거부하는 부모들이 있다. 그들은 자녀가 진정한 아동기를 누리도록 도와주고 있을 뿐 아니라 인류의 전통을 살리는 데도 기여하고 있다. 우리 문화는 어린이들이 아동기를 필요로 한다는 사실을 반쯤 잊어가고 있다. 이를 잊지 않고 기억하는 이들은 참으로 귀한 일을 하는 것이다."[26]

# 아이들에 대한
# 상업적 착취를 근절하라

아이들은 상업적으로 착취당하지 않으며 자유롭게 성장할 권리가 있다! 우리 아이들의 건강과 복지를 보호하기 위해 SCEC는 국가의 입법과 정책 수립을 담당하는 사람들에게 다음과 같이 촉구한다.

- 모든 학교를 광고 금지 구역으로 설정하라.
- 어린이 대상 판촉 행위로 인한 심리적, 사회적, 건강상의 영향을 연구하기 위한 연구기금을 마련하라.
- 학술 연구조사에 어린이를 동원하는 것에 대해 동일한 연방정부 기준을 적용하게 하라.
- 미국 연방통상위원회(FTC : Federal Trade Commission)에게 기업의 어린이 대상 판매행위를 조사하게 하라.
- TV 프로그램에서 상품 홍보를 금지시켰던 미국 연방통신위원회 (FCC : Federal Communication Commission)의 규제 법안을 복원하라.
- 모든 종류의 미디어와 장난감 및 식음료를 포함한 미디어 파생상품에 대해 단일한 연령 등급 기준을 제정하라.
- 8세 이하 어린이들에 대한 판촉행위를 근절하라.

– 출처 : www.commercialexploitation.com

# 알아두면 약이 되는
# 아동 인터넷 보호 지침

온라인 포르노, 인터넷 채팅에서 만난 누군가로 인한 위험, 폭력이나 아이들에게 부적절한 내용 등 인터넷에 연결된 컴퓨터를 사용함으로써 아이에게 일어날 수 있는 위험이 무엇인지에 관한 많은 논의가 진행되었다. 컴퓨터를 부모 눈에 잘 뜨이는 부엌이나 복도 같은 공용 공간에 두는 것 같은 쉽고도 효과적인 예방 조치 방법을 아는 것도 중요하지만 인터넷의 실태에 대한 이해와 잠재적인 위험에 대한 인식 역시 큰 도움이 된다.

### 인터넷을 사용함으로써 내 아이에게 생길 수 있는 일

대부분의 부모들은 내 아이가 타인에게 해를 입히는 것만 생각하기 쉽지만 의외로 타인이나 가족을 위험에 빠뜨릴 수도 있다. 아이들이 다른 아이들에게 가하는 온라인 왕따나 스토킹 사건도 심심치 않게 발생한다. 모르는 이메일을 열어본다거나 위험한 웹 사이트를 방문해서 가족 공용 컴퓨터를 바이러스에 감염시키기도 한다. 당신의 신용 카드를 가지고 온라인 쇼핑을 하거나 타인의 컴퓨터를 불법 해킹할 수도 있다. 그러니 제대로 아는 것이 필요하다.

- 채팅방이나 SNS[27]는 위험할 수 있다. 어린이들에게 친절하게 말을 걸고 접근하면서 직접 만나자고 꼬여내는 '사이버 포식자(cyber predator)'가 돌아다닐 수도 있다. 사이버 스토커들은 인터넷 바이러스로 위협하거나 협박 이메일을 보내거나 컴퓨터를 해킹하면서 아이들을 온라인상에서 괴롭힐 수 있다.
- 당신의 아이가 위험하거나 부적절한 내용의 포르노, 폭력물, 잔혹한 영상, 혐오, 인종차별 영상, 음모 이론, 잘못된 정보에 접근할 수 있다.
- 아이들은 자신의 개인정보를 별 생각 없이 알려주기도 한다. 그런 정보는 마케팅이나 사이버 스토커들에 의해 악용될 수 있다.
- 아이가 당신의 신용카드 정보를 쉽게 입수할 수 있는 경우 합법적이지 못한 물품을 구매하는 데 이용할 수 있다.

## 가장 간단하고 효과적으로 위험을 피하는 방법

### ❶ 가족용 컴퓨터를 당신이 지켜볼 수 있는 공용 공간에 둔다

부모의 업무용 인터넷 계정을 집에서 사용하지 않는다. 자녀가 컴퓨터의 어떤 영역에 접근하지 못하도록 비밀번호를 걸어둔다. 컴퓨터의 작동원리를 배워두고, 컴퓨터 비밀번호나 신용카드 같은 중요한 개인정보를 함부로 놔두거나 컴퓨터 파일 안에 넣어두지 않는다. 어린이나 청소년의 개인 침실에 인터넷 컴퓨터를 허용하지 않는다.

## ❷ 가정 내 인터넷 사용에 대한 가이드라인을 정하라

당신은 자녀가 하루 또는 일주일에 몇 시간 동안 컴퓨터나 인터넷을 사용하기 원하는가? 그들이 볼 수 있는 내용은 무엇인가? 기본 사용 원칙을 어떻게 정하고 합의할 것인가?

예를 들어,

가. 하루에 인터넷을 얼마나, 어떻게 사용할 것인가?

나. 숙제를 다 마칠 때까지는 컴퓨터를 켜지 않는다.

다. 자녀가 친구 집을 방문할 때 그 집 부모와 컴퓨터 사용에 관한 기본원칙에 합의하라.

라. 자녀가 방문해도 좋은 웹 사이트의 종류와 금지하는 사이트의 이유에 대해 합의하라. 우연히 이상한 사이트에 들어가게 되는 경우 무슨 일이 생겼는지 당신에게 편하게 의논할 수 있도록 하라.

마. 자녀가 이용할 수 있는 채팅방이 무엇인지 의논하고, 그 방에서 어떤 대화가 이루어지는지 점검하라.

　(더 많은 정보를 원한다면 www.smartparent.org와 www.chatdanger.com을 보라.)

## 아이를 위한 다섯 가지 기본 원칙

절대 어겨서는 안 되는 기본 원칙에 대해 합의하라. 짐 맥클레란(Jim McClellan)은 〈부모를 위한 인터넷 가이드 A Parent's Guide to the Internet〉에서 다섯 가지 사항을 제안한다.

　1. 부모의 허락 없이는 절대로 개인 정보나 사생활 정보를 사용하지 못하게 한다.

2. 인터넷에 접속해 있는 동안 인터넷 통신회사라고 주장하면서 말을 걸어오는 이에게 절대 인터넷 계정 비밀번호를 주지 않는다. 아무리 진짜같이 말해도 상관없다. 진짜 인터넷이나 온라인 통신회사 소속 직원은 절대 그런 정보를 온라인상에서 묻지 않는다.

3. 엄마나 아빠, 또는 신뢰할 수 있는 다른 어른이 동석하지 않는 한 온라인에서 만난 사람을 절대 직접 만나지 않는다.

4. 협박성 내용이나 폭언이 담긴 이메일과 채팅 메시지에 절대 응답하지 말고 저장해두었다가 엄마나 아빠에게, 혹은 부모님께 전달해줄 수 있는 어른이나 관계 당국에 신고해줄 수 있는 어른에게 보여주라.

5. 인터넷에서 만난 사람이나 내용으로 인해 마음이 불편하거나 두려워졌다면 부모에게 그 사실을 말하라.


나는 개인적으로 6번째 항목을 추가한다.

나는 일반적으로는 내가 아는 사람이 보낸 것이 아닌 모르는 이메일이나 첨부파일을 절대 열지 않는다. 스팸 메일이나 정크 메일일 수도, 바이러스나 쿠키[28], 광고, 포르노일 위험이 있기 때문이다. 스팸 메일이 오면 걸러주는 인터넷 서비스를 이용하는 것도 도움이 된다.

이런 규칙에 대해 아이와 상의하라. 아이는 이런 조치가 안전을 강화해준다는 것을 알게 되고 왜 기본 원칙이 꼭 필요한 것인지도 이해하게 된다. 인터넷 사용에 관한 가족 서약을 만들어 아이와 가족의 서명을 받는 형식을 거치는 것도 좋다.

이런 행동들은 인터넷에서 안전을 지키기 위한 기본이다. 함께 인터넷 서핑을 하고, 인터넷 정보해독 능력을 아이에게 가르쳐주는 것도 중요하다. 예를 들어 상업적 목적의 글이나 공짜로 뭔가를 준다는 제안에 혹하지 않는 법, 온라인에서 만난 사람에 대해 충분한 주의를 기울이는 법, 채팅방 토론의 기본 원칙 준수하기, '전송' 버튼을 누르기 전에 한 번 더 생각하기 등을 가르쳐주어야 한다.

# 가정에서 신경 써야 할
## '인체공학'

컴퓨터 작업환경을 올바로 디자인하는 것은 건강에 아주 중요하다. 인체공학은 사람들이 도구를 어떻게 사용하는 것이 적절한가를 연구하는 과학이며, 건강한 디자인을 만드는 데 도움을 준다. 인체공학을 이용하면 최적의 환경을 찾을 수 있다. 인간은 저마다 신체구조가 다르므로 사용할 가정과 직장의 컴퓨터 작업대 디자인을 볼 때 다음의 사항을 고려하라.

### ❶ 의자

의자의 높이는 무릎 높이보다 높아서는 안 된다. 무릎이 엉덩이보다 약간 낮게 놓여야 한다. 의자의 깊이는 엉덩이에서 무릎보다 길어서는 안 된다. 미끄러지는 가구는 이용하지 말고, 의자 등받이의 각도는 100-110°를 유지하도록 하라. 발 전체가 바닥이나 발받침에 편안히 닿을 수 있어야 한다. 등받이 높이가 높을수록 허리를 더 잘 받쳐준다. 의자는 5° 정도 기울일 수 있어야 하며, 바퀴가 달려 이동성과 회전성이 있는 것이 좋다. 앉은 자세에서 쉽게 조작할 수 있어야 하며, 팔걸이가 있어 팔과 손목을 지지해줄 수 있어야 한다.

### ❷ 책상

키보드의 가운데 줄이 사용자의 팔꿈치와 나란히 놓이게 하라. 손으로 글을 쓰기 위해서는 책상이 사용자의 팔꿈치 높이보다 약 2인치에서 50mm쯤 높아야 한다. 허벅지와 책상 사이 공간이 충분해야 한다. 책상 밑에 키보드를 넣었다 뺄 수 있는 받침대가 있는 것을 좋아하는 이들도 있다.

### ❸ 스크린

스크린의 크기는 편안한 정도여야 하며, 눈부심을 피할 수 있는 위치에 놓고, 스크린의 상단을 눈높이에 맞추거나, 더 좋은 것은 머리 상단과 같은 높이에 맞추어 놓으면 스크린을 구부정한 자세로 내려다보지 않아도 된다. 사용자의 정면에 위치하게 하며, 스크린과의 최소 거리는 500mm 또는 대략 18인치를 둔다.

스크린의 뒷부분이 벽을 향하지 않게 두는 것이 이상적이다. 스크린의 뒤가 벽으로 막혀 있으면 가끔씩 눈을 들어 먼 곳을 보고 시선의 초점을 다시 맞추기가 어렵기 때문이다. 스크린은 우리의 시야를 2차원에 고정시키기 때문에 이렇게 수시로 먼 거리에 초점을 맞출 필요가 있다. 먼 곳을 보는 시야 조절이 없으면 눈 근육이 피로해지고 시야가 고정된다. 사람들의 얼굴에서 시선이 고정된 것을 보면 알 수 있다. 이런 상태에 있는 사람에게 무슨 질문을 하면 그들은 몸을 살짝 뒤로 빼서 잠시 고개를 흔들어 털고 "뭐라고 하셨죠?"라고 묻는다. 창밖을 내다보거나 스크린에서 비스듬히 앉거나 지평선이 있는 풍경 그림을 놓고 보는 것도 도움이 될 수 있다.

노트북 컴퓨터는 아래로 내려다보게 된다. 노트북을 너무 많이 사용하면 무리가 될 수 있으니 별도의 스크린이나 모니터를 이용하는 것도 도움이 될 수 있다.

### ❹ 키보드

키보드는 사용자 높이에 적합해야 한다. 보통 팔꿈치 높이가 좋고, 앞쪽으로 10–15° 정도 기울게 놓는다. 자판 배치의 명암이 뚜렷하고, 작은 움직임에도 쉽게 반응하는 것이 좋다.

### ❺ 마우스

마우스는 작은 움직임에도 잘 반응하는 것이어야 하며 쉽게 클릭할 수 있어야 한다. 팔을 지나치게 길게 뻗지 않도록 하며, 마우스 패드를 사용하도록 한다. 마우스를 많이 사용한다면 손목 받침이나 팔 받침 같은 지지대를 사용해야지 그렇지 않으면 팔 근육이 경직될 수 있다. 이때는 손목과 팔을 돌려 긴장을 풀어주라.

### ❻ 작업 환경

꾸밀 때 신경 써야 할 것은 배경 눈부심, 환기, 실내 온도, 한 시간마다 최소 5분 정도의 휴식, 그리고 충분한 조명 등이다.

다만, 위의 가이드라인은 일반적인 체크리스트에 불과하다.

| 참고 문헌 |

## 참조

Batmanghelidj, Dr F. (1992와 2000년) The Body's Many Cries for Water, Tagman Press

Dennison, G와 P (1986) The Brain Gym, Teacher's Edition, USA

Hannaford, C. (1995) Smart Moves, Great Ocean, NC

Ergonomics Society, UK, www.ergonomics.org.uk

General Chiropractic Council 0845 601 1769, www.gcc-uk.org

## 참고 도서

Alliance for Childhood (2000), Fool's Gold : A Critical Look at Computers in Childhood, College Park, Maryland, USA

Armstrong, A., and Casement, C. (1998) The Child and the Machine : Why Computer May Put Our Children's Education at Risk, Key Porter Books, Toronto

Biddulph, S. (1998) The Secret of Happy Children, HarperCollins, London 스티브 비덜프/전순영 역 (1999), 아이에게 행복을 주는 비결 1, 2, 북하우스

Burke, D., Lotus, J. (1998) Get a Life, Bloomsbury, London

Buzzell, K. (1998) The Children of Cyclops: The Influence of Television Viewing on the Developing Human Brain, Association of Waldorf Schools of North America, Fair Oaks, California

Carlsson-Paige N., Levin D.I. (1990) Who's Calling the Shots? How to

Respond Effectively to Children's Fascination with War Play and War Toys and Violent TV, New Society Publishers, Gabriola Island, Vancouver

Chilton Pearce, J. (1992) Evolution's End : Claiming the Potential of Our Intelligence, HarperCollins, San Francisco

DeGrandpre, R. (2000) Ritalin Nation : Rapid-Fire Culture and the Transformation of Human Consciousness, W.W.Norton, New York

Elkind, D. (1981) The Hurried Child : Growing Up Too Fast Too Soon, Addison-Wesley, Reading, Mass

데이비드 엘킨드/정미나(역) (2008), 기다리는 부모가 큰 아이를 만든다, 한스미디어

Elkind, D. (1987) Mis-education : Pre-schoolers at Risk, A.A. Knopf, New York

Evans, R. (2000) Helping Children to Overcome Fear : The Healing Power of Play, Hawthorn Press, Stroud

Healy, J.M. (1990) Endangered Minds: Why Children Don't Think and What We Can Do about It, Touchstone/Simon & Schuster, New York

Healy, J.M. (1998) Failure to Connect: How Computers Affect Our Children's Minds — for Better and Worse, Simon & Schuster, New York

Herman, E.S., Chomsky, N. (1988) Manufacturing Consent : The Political Economy of the Mass Media, Pantheon, London

에드워드 허먼, 노엄 촘스키/ 정경옥 (역) (2006) 여론 조작 : 매스미디어의 정치경제학, 에코리브르

Jenkinson, S. (2001) The Genius of Play : Celebrating the Spirit of Childhood, Hawthorn Press, Stroud

Klein, N. (2001) No Logo, HarperCollins, Flamingo, London

나오미 클라인 /이은진(역) 슈퍼 브랜드의 불편한 진실: 세상을 지배하는 브랜드 뒤편에는 무엇이 존재하는가, 살림Biz

Livingstone, S. (2002) Young People and New Media, Sage, London

McClellan, J. (2001) A Parent's Guide to the Internet, The Guardian, Atlantic Books, London

Mander, J. (1977) Four Arguments for the Elimination of Television, Quill, New York

제리 맨더 / 최창섭 (역) 텔레비전을 버려라 : 잃어버린 삶의 복원을 위하여, 우물이 있는 집

Mander, J. (1992) In the Absence of the Sacred, Sierra Book Club, San Francisco

Medved, M. Medved D. (1998) Saving Childhood: Protecting Our Children from the National Assault on Innocence, HarperCollins, Zondervan

Postman, N. (1994) The Disappearance of Childhood, Vintage Books, New York

Roszak, T. (1995) The Cult of Information: A Neo-Luddite Treatise on High Tech, University of California Press, San Francisco

시어도어 로작 / 정주현, 정연식 공역 (1986), 정보의 숭배, 현대미학사

Sanders, B. (1995) A is for Ox: The Collapse of Literacy and the Rise of Violence in an Electronic Age, Vintage Books, New York

Setzer, W. (1989) Computers in Education, Floris, Edinburgh

Stoll, C. (1995) Silicon Snake Oil, Doubleday, New York

Winn, M. (1985) The Plug-in Drug, Penguin, New York and London

## | 주석 |

### 서문

1) diabetes type 2 : 육류 위주의 식생활과 운동 부족 등의 원인으로 인슐린 생성이 부족해서 생기는 당뇨병. 1형 당뇨병은 췌장 내 인슐린 분비 세포가 파괴되어 전혀 생성되지 않는 소아 당뇨를 말한다.

2) Screen Time : TV나 모니터 앞에서 보내는 시간.

3) Screen violence is killing us, Harvard Magazine, 11/12월호, 1993, p.42.

### Chapter 1 텔레비전, 컴퓨터, 게임! 도대체 뭐가 문제인가?

1) interactive computer game : 사용자의 행동에 따라 텍스트나 그래픽, 움직임, 소리 등이 반응하고, 내용을 만들어가는 유형의 컴퓨터 게임을 통칭한다.

2) MTV : 뉴욕에 본사를 둔 음악, 대중문화 중심의 케이블 TV 회사.

3) 의학 잡지 The Lancet, Vol.360, No.9338, 2002년 9월 28일, p.959와 http://commercialexploitation.com/facts_about_marketing 참고

4) Faith McLellan, Marketing and advertising: harmful to children's health, The Lancet, 같은 호, p.1001.

5) 같은 책.

6) Forest of Dean : 글로스터셔 주 서부에 위치한 영국에서 가장 오래된 떡갈나무 숲.

7) C. Clouder, S. Jenkinson, M. Large, The Future of Childhood, Hawthorn Press, Stroud, Great Britain, 2000, p.91-2.

8) couch potato syndrome : 하루 종일 소파에 누워 TV만 보는 TV 중독증.

9) Independent Television Commission, Television: The Public's View,

London, 2001년 7월.

10) Sonia Livingstone, Young people, new media, Peter Gliesen과의 인터뷰, Interactions, 1999년 11-12월호.

Sonia Livingstone의 2001년 6월 27일 보도자료, UK children are Europe's biggest screen gazers.

Sonia Livingstone의 저서, Young People and New Media, Sage, London, 2002. http://www.lse.ac.uk/depts/media/people/slivingstone/index/html도 참고.

11) Ros Coward, Room with a view, Guardian 신문, 1998년 3월 4일.

Janine Gibson, Guardian 신문, 1990년 3월 19일.

12) Tim Philips, King of the classroom, Guardian 신문, 1998년 1월 22일.

13) Sally Jenkinson, The Genius of Play, Hawthorn Press, Stroud, Great Britian, 2001. p.167-9. www.tvturnoff.org 참고.

14) A Spoonful of Sugar, Consumers International(24 Highbury Crescent, London, N5 1RX), 1997.

15) Jerry Mander, Schumacher Lecture, Resurgence, No.165, 1994.

16) muggle(머글) : 마법을 부릴 줄 모르는 평범한 인간을 지칭하는 말로 해리 포터 시리즈에서 만들어낸 단어.

## Chapter 2 내 아이, 지금 괜찮을까?

1) J. Mander, The tyranny of television, Schumacher Lecture, Part Ⅱ, Resurgence Magazine, No.165, 1994년 7-8월호.

2) Bernard McGrane, The Zen TV Experiment, www.adbusters.org에서 참고.

3) web camera : 컴퓨터에 부착하는 화상채팅용 카메라.

4) Jerry Mander, Four Arguments for the Elimination of Television, William Morrow, New York, 1977, p.159.

5) www.adbusters.org.

6) M. Winn, The Plug-in-Drug, Bantam Books, New York, 1977.

## Chapter 3 아이를 알아야 올바른 대처가 가능하다

1) 둘 다 Russel Evans가 개인적인 만남을 통해 저자에게 말해준 이야기다. 2002.

2) David Elkind, Growing Up Too Fast Too Soon, Addison-Wesley, Reading, Mass, 1981.

3) John Gray, Children are from Heaven, Vermilion, London, 1999.

## Chapter 4 뇌 발달 문제, TV를 켜면 두뇌가 꺼진다?

1) Martin Large, Who's Bringing Them Up?, Hawthorn Press, Stroud, Great Britain, 1998, p.63.

2) Rosie Waterhouse and Colin Brennan, Children at risk of mobile phone radiation, The Sunday Times, 2001년 11월 18일, p.19, Utah 대학에서 Om Gandhi의 연구 보고.

3) ambient light : 물체에 투사되는 빛 중에서 광원으로부터 직접 오지 않고 다른 물체에 반사되어 도달하는 간접광.

4) radiant light : 광원으로부터 직접 나오는 빛.

5) F. Emery와 M. Emery, A Choice of Futures - To Enlighten or Inform, No.ACP 2600, Centre for Continuing Education, Australian National University(ANU), Canberra, 1975. Merrelye Emery는 인간 두뇌에 대한 CRT 의 부적응 본성에 관한 연구로 박사학위 논문을 썼다. (M. Emery, 'The Social and Neuropsychological Effects of Television and their Implications for Marketing Practice': An investigation of Adaptation to the CRT', 미출판, 박사 논문, ANU, Canberra, 1985)

6) Long-distance hypnosis, New Internationalist(Oxford), 1985년 1월, p.24-5.

7) Joyce Nelson, The Perfect Machine: TV in the Nuclear Age, Between the Lines, Toronto, 1987.

8) New Internationalist, 앞의 책, 1985년 1월, p.25.

9) Nelson, 같은 책, p.70.
   H. Krugman, Electroencephalographic Aspects of Low Involvement

Implications for the McLuhan Hypothesis, American Association for Public Opinion Research, 1970도 참고.

10) Emery, A Choice of Future, 앞의 책.

11) K. Buzzell, The Children of Cyclops, Association of Waldorf Schools of North America, Fair O만, California, 1998; Susan Johnson M.D., Strangers in our homes: TV and our children's minds, 샌프란시스코 발도르프 학교에서 배포한 자료. 1999.

12) 대뇌 피질 주변에 존재하며 욕구와 감정을 주관하는 부위.

13) 뇌세포 안에 정보를 받아들이는 부분. 나뭇가지 형태로 뻗어나감.

14) J. Healy, Endangered Minds: Why Children Don't Think and What We Can Do about It, Simon & Schuster, New York, 1990.

15) Reticular Activating System : 후뇌에서 시작하여 중뇌, 전뇌에 이르는 신경의 그물망 구조. 각성상태, 주의집중과 관련된 부분.

16) Tim Utton, Is life in front of the screen making a spectacle of Britain?, Daily Mail, 2002년 9월 26일, p.23.

17) Charles Krebs, A Revolutionary Way of Thinking, Hill of Content, 1998.

18) chiropractor : 비수술적 방법으로 신경, 골격을 치료하는 대체의학 시술자.

19) Healy, 앞의 책.

20) Sally Ward의 연구에 관해서는 Peter Hitchens, How TV harms the minds of our children, Daily Express, 1996년 1월 11일; Michael Patterson과 Janet Boyle, Too Much TV – delays first words, Scotsman newspaper, 1996년 1월 10일.

1996년 Sally Ward 박사는 Mancunian Community Health Trust에 있는 동안 언어 발달을 위해 WILSTAAR를 개발했다. 그녀의 유아어 프로그램을 알고 싶다면 Sally Ward의 저서, Babytalk, Century, London, 2000을 참고하라.

21) Sarah Bosely, Guardian 신문, 1996년 1월 10일.

22) Peter Hichens, 'How TV harms...', 앞의 책.

23) Patterson과 Boyle, 앞의 책.

24) Audrey McAllen, 2002, 저자와의 인터뷰.

25) Willi Aeppli, The Care and Development of the Human Senses, Steiner Schools Fellowship Publications, Forest Row, 1993, p.22-3.
A. Soesman의 Our Twelve Senses, Hawthorn Press, Stroud, Great Britain, 1998.

26) 의학박사 H.D. Levinson, A Scientific Watergate, Dyslexia, Stonebridge Publishing Ltd, Lake Success, New York, 1994.

27) A. Hall, Water, Electricity and Health, Hawthorn Press, Stroud, Great Britain, 1996.

28) Kim Brooking Payne, Games Children Play, Hawthorn Press, Stroud, Great Britain, 1995. 이 논의를 위해 Cheryl Sanders가 쓴 서문도 보라.

## Chapter 5 건강 문제, 몸의 균형을 뒤흔드는 TV

1) Frederic Leboyer, Birth without Violence, Wildwood House, London,m 1975, p.16.

2) J.N. Ott, Health and Light, Pocket Books, New York, 1976.

3) J. Mander, Four Arguments for the Elimination of Television, William Morrow, New York, 1977, p.175-178.

4) 'Those tired children', Time, 1964년 11월 6일.

5) Ott, 위의 책, p.125-7.

6) Wurtman, Mander의 책에서 인용, 같은 책, p.180.

7) Charles Krebs, A revolutionary Way of Thinking, Hill of Content, 1998, p.310.

8) 위의 책, p.302

9) 신체 운동학 kinesiology에 관해서는 Krebs의 같은 책과 Chapter 11 '컴퓨터를 안전하게 사용하기 위한 쓸 만한 조언들'의 뇌 운동에 관한 자료를 보라.

10) US Environmental Protection Agency, Office Equipment: Design, Indoor Air Emissions and Pollution Prevention Opportunities, 1995년 3월.

11) 같은 동작을 반복하는 물리적인 운동에 의해 생기는 질환. 컴퓨터 게임 마니아

를 비롯해 컴퓨터 작업이 많은 사람에게 주로 발생. 일단 발병 후에는 치료가 힘들고 재발이 많이 되므로 미리 예방하는 것이 중요하다.

12) 손목을 지나는 신경이 눌리면서 생기는 통증. 골절이나 절단보다 오히려 작업 능력 손상 정도가 심하다.

13) Colleen Cordes와 Edward Miller, Fool's Gold: A Critical Look at Computers in Childhood, Alliance for Childhood, College Park, Maryland, 2000, p.21.

14) www.commercialexploitation.com, SCEC 홈페이지, Harvard Medical School, Boston. 참조

15) S. Oates와 G. Evans, A. Hedge, 'A preliminary ergonomic and postural assessment of computer work settings in American elementary schools', Computers in the Schools, 14(3-4), 1998년, p.55-63 : L. Straker와 K. Jones, J. Miller, 'A comparision of the postures assumed when using laptop computers and desktop computers', Applied Ergonomics, 28, 1997, p.263-8.

16) Phyllis Weikart, Round the Circle: Key Experiences Movement, Ypsilanti, Michigan: High Scope Press, 1986년(저자 강조 추가), A. Armstrong과 C. Casement의 The Child and the Machine, Key Porter Books, Toronto, Canada, 1998년, p.63.

17) 뇌체조를 주창한 신경 생리학자이자 교육학자.

18) 들은 것은 잊어버리고 본 것은 기억되나 행한 것은 이해한다. - 공자.

19) Carla Hannaford, Smart Moves, Great Ocean, North Carolina, 1995, p.97.

20) Ruskin Mill College. 영국 글로스터에 위치, 다양한 학습장애를 가진 16-25세를 대상으로 한 치유교육 학교. 바이오 다이나믹 농장을 갖고 있으며 다양한 공예활동을 한다.

21) Aonghus Gordon과의 인터뷰.

278

## Chapter 6 사회 문제, 겁에 질린 부모들과 덫에 걸린 아이들

1) D. Burke와 J. Lotus, Get a Life! The Little Red Book of the Anti-Television Campaign, Bloomsbury, London, 1996, p.189-90.

2) 나 홀로 볼링 치기(Bowling Alone) : 하버드 정치학 교수 로버트 퍼트넘의 유명한 논문 제목. 공동체적 사회자본이 쇠퇴하는 현상을 볼링 인구는 늘었으나 볼링 리그는 줄었다는 자료를 인용해서 설명하고 있다.

3) Time Displacement : 새로운 활동이 과거의 활동을 대체함을 의미하는 사회학 용어. 주로 인터넷이나 TV 등 정보과학기술 관련 활동을 하면서 집 안팎의 인간관계, 일, 잠을 비롯한 자기 관리 등이 소홀해짐을 의미한다.

4) Robert D. Puttnam, 'Tuning in, tuning out: the strange disappearance of social capital in America', The 1995 Ithiel de Soal Pool Lecture, Political Science and Politics, 28(4), 1995년 12월.

5) Sally Jenkinson, The Genius of Play, Hawthorn Press, Stroud, Great Britain, 2001, p.163.

6) Robert Kubey와 Mihaly Csikszentmilhalyi, 'Television addiction is no mere metaphor', Scientific American, 2002년 2월, p.62-8.

7) orienting response : 동물에게 새로운 상황이나 자극을 주었을 때 나타나는 각성반응. 포식자 등 다가올 위험을 감지하고 예방하기 위한 일종의 생존본능.

8) joystick digit : 조이스틱을 이용한 게임을 지나치게 오래한 탓에 둘째나 셋째 손가락 관절을 펴지 못하는 증상.

9) Sega thumb : 세가는 일본의 비디오 게임 회사. 게임을 너무 오래해서 엄지손가락이 뻣뻣해지거나 통증을 느끼는 증상 .

10) 손/팔 진동 증후군(Hand/Arm Vibration Syndrome) : 진동기구를 너무 오래 사용해서 손/팔의 혈액순환, 근골격계 장애, 감각, 운동신경 장애를 일으키는 진행성 질환.

11) James Meikle, Computer boy gets miner's white finger, Guardian newspaper, 2002년 2월 1일.

12) Jenkinson, The Genius of Play, 같은 책, p.97.

13) Tannis Macbeth Williams, The Impact of Television, Academic Press, Orlando, Florida, 1986.

14) E. Klugman(편집자)의 Play, Policy and Practice, Redleaf Press, St. Paul, Minnesota, 1995년, p.177-8 중에서 Diane E. Levin, 'Media, culture and the undermining of play in the United States'.

15) 태니스와 동료들은 캐나다의 세 지역을 비교 조사하면서 텔레비전이 전혀 없다가 들어오게 된 곳을 Notel(no television), 국영 상업방송 하나만 들어와 있던 곳을 Unitel, 여러 방송채널이 들어와 있던 곳을 Multitel이라 불렀다.

16) Williams, 같은 책.

17) Tim Hicks, 미출판 원고, Sebastopol, California.

18) Jane Healy, Failure to Connect: How Computers Affect Our Children's Minds - for Better and Worse, Simon & Schuster, New York, 1998, p.64.

19) M. Messenger Davis, Television is Good for Your Kids, Hilary Shipman, London, 1993, p.192.

20) Julia Hobsbawm, How they all took us hostage, Observer, 2001년 11월 16일.

21) S. Oskamp(편집자), Television as a Social Issue, Sage, London, 1988, p.185.에서 D. Singer와 J. Singer, 'Some hazards of growing up in a television environment: children's aggression and restlessness'.

22) Jenkinson의 The Genius of Play, 같은 책. 수치는 TV-Free America, Conneticut Avenue, NW Suite 3A, Washington, DC 20009의 동의하에 게재.

23) B. Centerwell, Television and violence, Journal of the American Medical Association, 267, 1992, p.3059-63.

24) Jenkinson, The Genius of Play, 같은 책, p.162에서 인용.

25) naturalistic experiment : 실험실 실험과 달리 통제변인을 두지 않고 현상을 있는 그대로 관찰하는 실험.

26) Williams, 같은 책.

27) W.A. Belson, Television Violence and the Adolescent Boy, Saxon

House, London, 1982.

28) Williams, 같은 책.

29) University of Gloucestershire의 Tony Charlton 교수와 연구진, St. Helena 섬의 위성 TV 도입에 관해 광범위한 연구 프로젝트를 진행했다.

30) C. Clouder와 S. Jenkinson, M. Large(편집자)의 The Future of Childhood, Hawthorn Press, Stroud, Great Britain, 2000, pp.142-3에서 David Grossman, 'Teaching kids to kill'.

31) Centerwll, 같은 책.

32) Grossman, 'Teaching kids to kill', 같은 책, p.144-5.

33) Jeffrey Johnson, Patricia Cohen, Elizabeth Smailes, Stephanie Kasen, Judith S. Brook 공저, 'Television viewing and aggressive behavior during adolescence and adulthool', Science, 2002년 1월, 연락처 jjohnson@pi.cpmc.columbia.edu.

34) 저자와 개인적으로 이메일을 주고받음. 2002년 11월.

35) 파블로프의 개 실험으로 유명한 행동주의 심리학 이론. 아무 반응을 일으키지 못하는 중성 자극과 어떤 반응을 무조건적으로 이끌어내는 자극이 반복적으로 연합되면 무조건 반응을 불러오는 자극이 되는 과정을 말한다.

36) 행동주의 심리학 이론. 어떤 반응에 대해 보상이나 벌로 선택적 보상을 주면서 그 반응이 일어날 확률을 증가시키거나 감소시키는 방법을 말한다.

## Chapter 7 교육 문제, 돈 들이고 아이 망치기

1) Todd Oppenheimer, The computer delusion, Atlantic Monthly, 1997년 7월.

2) David Roberts, Richard House, Toys aren't us(편지), The Independent 신문, 1999년 11월 18일자 교육특집 부록 p.6.

3) C. Stoll, High Tech Heretic, Doubleday, New York, 1999.

4) John Ezard, TV puts paid to the nursery rhyme, Guardian 신문, 1978년 5월 11일.

5) speech deficiency : l이나 r 등 특정한 발음을 하지 못하는 상태.

6) Harry F. Waters, What TV does to kids, Newsweek, 1977년 2월 21일.

7) Richard DeGrandpre, Ritalin Nation, Norton, New York, 2000, p.158.

8) D. Burke, J. Lotus, Get a Life! The Little Red Book of the Anti-Television Campaign, Bloomsbury, London, 1996, p.114-15.

9) Richard House, Beyond the medicalisation of challenging behaviour; or protecting our children from Pervasive Labelling Disorder, The Mother 지, 2002-3년 4-6호(세 권으로 출판됨).

10) Jane Healy, Endangered Minds: Why Children Don't Think and What We Can Do about It, Touchstone/Simon & Schuster, New York, 1990.

11) Colleen Cordes와 Edward Miller, Food's Gold: A Critical Look at Computers in Childhood, Alliance for Childhood, College Park, Maryland, 2000, p.37.

12) Jane Healy, Failure to Connect: How Computers Affect Our Children's Minds - for Better and Worse, Simon & Schuster, New York, 1998.

13) Choir School : 영국 내 성당이나 교회에 딸린 학교. 현재 44개 학교가 있으며 정규교육과 음악교육을 병행한다.

14) Sally Goddard Blythe, In praise of song and dance, Times Educational Supplement, 1998년 1월 27일; 'Music matters', Music Teacher, 1998년 9월, p.43. Hawthorn Press 'Early Years' 시리즈로 출판된 같은 저자의 The Well-Balanced Child, 2004.

15) Sally Jenkinson, The Genius of Play, Hawthorn Press, Stroud, Great Britain, 2001.

16) Healy, Endangered Minds, 같은 책, p.216.

## Chapter 8  그러니 언제부터 허락해야 할까?

1) strobe light : 고속으로 움직이는 물체를 찍을 때 사용하는 사진촬영용 플래시 라이트. 빛이 아주 빠르게 깜빡거린다.

2) Ian Murray, Damian Whitworth, Older children should be limited to two

hours viewing a day, The Times, 1999년 9월 5일.

3) Dave Grossman이 2003년 1월 9일 저자에게 보낸 이메일.

4) The Times, 사설, 1999년 9월 5일.

5) Mary Braid, From Pokemon to Plato, The Independent 신문, 2002년 4월 2일.

6) Cathy Drysdale, BBC 라디오 4 'Words of Mouth'의 프로듀서, Dr. Sally Ward와의 인터뷰 노트, 1996년 8월 2일.

7) Dorothy Cohen, Is TV a pied piper?, Young Children Journal, 1974년 11월, p.12-13.

8) What it feels like to be a girl, Guardian Weekend 지, 2002년 11월 16일; Lauren Greenfield, Fast Forward: Growing up in the Shadow of Hollywood and Girl Culture, Chronicle Books, 2002.

9) Jane Healy, Endangered Minds, 같은 책, 그리고 Failure to Connect, Simon & Schustr, New York, 1998; 저자와 개인적으로 주고받은 이메일, 2002년 11월 26일.

10) Thomas Poplawski, Taming the media monster, Renewal, 2001년 봄여름호, 10권, 제1호 (Fair Oaks, Sacramento, California).

## Chapter 9  이제 어떻게 해야 할까?

1) John Harlow, Cruise joins crusade to turn children off TV, The Sunday Times, 2002년 9월 29일, p.28.

2) D. Burke, J. Lotus, Get a Life! The Little Red Book of the Anti-Television Campaign, Bloomsbury, London, 1996.

3) floor time : 부모가 놀이를 지시하거나 통제하지 않고 온전히 아이의 눈높이에 맞춘 놀이 파트너가 되어 함께 노는 것.

4) Sally Jenkinson, The Genius of Play, Hawthorn Press, Stroud, Great Britain, 2001.

5) Stephanie Cooper, Christine Fynes-Clinton, Marije Rowling, The Children's Year: Crafts and Clothes for Children and Parents to Make,

Hawthorn Press, Stroud, Great Britain, 1986.

6) Kim Brooking Payne, Games Children Play, Hawthorn Press, Stroud, Great Britain, 1996.

7) Diana Carey, Judy Large, Festivals, Family and Food, Hawthorn Press, Stroud, Great Britain, 1982.

8) 골디락스(goldilocks)라는 여자아이가 숲 속에서 아빠 곰, 엄마 곰, 아기 곰이 사는 집에 들어가 의자에 앉고 죽을 먹고 침대에서 잠이 들었다는 이야기.

### Chapter 10  머리 커진 큰 아이 대처법

1) Reading for Change : OECD의 국제학생평가 프로그램(PISA : Programme for International Student Assessment)에서 15세 아이들의 학습수준과 지식정도를 조사한 보고서. 평가 영역은 읽기, 수학, 과학 세 분야이다.

2) Sarah Cassidy, Reading at home, The Independent, 2002년 11월 20일, p.6.

3) Ready, Steady, Cook : '제자리에, 준비, 출발!(ready, steady, go!)'이라는 달리기 구령에서 'go'를 'cook'으로 바꾸었다. 무슨 재료가 들어 있는지 모르는 봉투를 받은 요리사들이 차례로 재료를 꺼내면서 그에 맞게 요리를 하는 프로그램.

4) Scrap heap Challenge : 참가자들이 10시간 안에 쓰레기장에 있는 물건들을 이용해서 특정한 기능을 할 수 있는 기계를 만드는 프로그램.

5) 컴퓨터 사용에 관한 자료와 책자는 많다. 예를 들어, J.A. McClellan, Parents' Guide to the Internet, Atlantic Books, London, 2001, 5장은 온라인상에서 자녀를 지키는 방법에 관해 다루고 있다.

6) Jim Trelease, The Read Aloud Handbook, Penguin, Harmondsworth, 1994.

7) Neil Postman, The Disappearance of Childhood, Delacorte Press, New York, 1982, p.153. Charlie and the Chololate Factory 중에서, Penguin, Harmondsworth, 1964.

## Chapter 11 아이의 어린 시절을 지키는 최후의 존재, 부모

1) Matt Wells, Repeat showings, Guardian, 2001년 11월 15일.

2) Nicci Gerrard, What's Worrying our kids?, Observer, 1999년 2월 14일.

3) Kids' R Us : 세인트 아이브스 섬에 기반을 둔 유소년 연극단체이자 자선단체. 수많은 수상 경력을 가진 유명한 이 단체는 국가보조 없이 자원봉사와 기부로 운영되고 있으며, 5세 이상 수천 명의 지역 청소년에게 무대에 설 수 있는 기회를 주어 자신감과 도전을 제공하고 있다.

4) Colleen Cordes, Edward Miller, Fool's Gold: A Critical Look at Computers in Childhood, Alliance for Childhood, College Park, Maryland, p.47.

5) zero sum game : 참가자들의 이익과 손해가 합쳐서 0이 되는 게임. 예산 자체를 늘리는 것이 아니라 한 분야에 몰아주는 만큼 다른 분야가 위축되는 현상.

6) Steve Jobs, Wired Magazine, 1996년 2월.

7) Ben MacIntyre, Switching off TV cuts childhood aggression, The Times, 2001년 1월 16일.

8) J. Chapman, Santa's extra long list, Daily Mail, 2002년 11월 8일.

9) Carmageddon : 최후의 전쟁을 의미하는 아마겟돈과 자동차를 합성한 이름의 게임. 자극적이고 강렬한 그래픽으로 폭력적인 자동차 전투를 묘사하는 비디오 게임. 잔혹함과 폭력성으로 인해 많은 논란이 있었고, 몇몇 나라에서는 금지되어 있다.

10) Grand Auto Theft : 많은 상을 수상한 자동차 게임. 범죄자나 수배자 역할을 맡은 플레이어는 무수한 싸움을 거치며 조직 폭력단에서 서열을 높이며 강도와 약탈사건을 벌인다. 5번째 시리즈가 나올 정도로 인기를 끌었던 제품이며 폭력성과 선정성으로 법정소송도 많았다.

11) H. Blow, G, Henderson, Time to act over screen violence?, The Citizen, 1997년 12월 16일.

12) M. Nixon, Boycott this sick Christmas game, The Mail on Sunday, 2002년 12월 8일.

13) K. Ahmad, Age limits for children on violent video games, Observer,

2002년 12월 29일.

14) P. Keegan, In the line of fire, Guardian, 1999년 6월 1일.

15) 8장의 테크노 토트를 참고하라.

16) transitional space : 주관적 환상의 세계도 아니고 객관적 현실의 세계도 아닌 두 세계가 중첩된 공간에서 건강한 삶이 시작된다고 하는 Donald Winnicott 의 이론. 유아기에는 전능 환상을 갖다가 12개월이 되면 나도 아니고 내가 아 닌 것도 아닌 중간대상을 형성한다. 이 단계를 거쳐 아이들은 외부 현실에 존재 하는 대상을 발견하고 관계 맺기를 할 수 있는 힘이 생긴다. 이때 중요한 것은 부모의 따스한 돌봄이다.

17) E. Newson, Video violence and the protection of children, The Psychologist, 1994년 6월.

18) S. Linn, J.K. Rowling and the Golden Calf : Harry Potter Inc. is about to mesmerize the market place, Boston Globe, 2000 7월 9일.

19) Sweden Ministry of Culture의 Lars Maren이 저자에게 2002년 12 월 20일 보낸 이메일. www.europa.eu.int/institutions/commission/ audiovisualpolicy/regulatory에서 'Television without Frontier Directive' 를 보라. www.konsumentverket.se/In English/Books and Booklets에서 Gunilla Jarlbro와 Ehrling Bjurstrom이 쓴 보고서.

20) Lars Maren 같은 출처 www.europa.eu.int/institutions/commission/ audiovisual/studies and reports/study of the impact of television advertising and tele-hopping on minors

21) Stuart Ewen, The Public Mind and All Consuming Images, New York. Stuart Ewen, Elizabeth Ewan, Chambers of Desire: Mass Images and the Shaping of American Consciousness, New York, 1992.

22) Julia Hobsbawm, How they all took us hostage, Observer, 2001년 11월 16일.

23) 캐나다 출신 언론인이자 사회운동가. 신자유주의 비판과 정치 분석으로 유명 하다. 노 로고(No Logo).

24) David Piach명, Present Danger, Guardian, 1999년 12월 19일.

25) Naomi Klein, No Logo, HarperCollins, London, 2001, p.9.

26) 같은 책, p.423.

27) Social Network Services : 트위터, 페이스북, 인스타그램 등 특정한 관심이나 활동을 공유하는 사람들 사이의 관계망을 구축해 주는 온라인 서비스.

28) Cookies : 인터넷 이용자가 어떤 사이트를 방문한 행적, 열람한 페이지, 비밀 번호 등 브라우저에 남기는 사용상의 자취를 텍스트 파일로 저장한 것. 과자를 먹으면 부스러기를 흘리듯 남는다는 데서 붙여진 이름.

TV 문제로
아이와 싸우지 않는
훈육법

2016년 7월 27일 개정판 1쇄 인쇄
2012년 8월 3일 개정판 1쇄 발행

지은이 | 마틴 라지
옮긴이 | 하주현
펴낸이 | 이준원
펴낸곳 | (주)황금부엉이

주소 | 서울시 마포구 양화로 127 (서교동) 첨단빌딩 5층
전화 | 02-338-9151
팩스 | 02-338-9155
인터넷 홈페이지 | www.goldenowl.co.kr
출판등록 | 2002년 10월 30일 제 10-2494호

전략마케팅 | 구본철, 차정욱, 나진호, 이동후, 강호묵
제작 | 김유석

ISBN 978-89-6030-466-6 13510

황금부엉이에서 출간하고 싶은 원고가 있으신가요? 생각해보신 책의 제목(가제), 내용에 대한 소
개, 간단한 자기소개, 연락처를 book@goldenowl.co.kr 메일로 보내주세요. 집필하신 원고가 있다
면 원고의 일부 또는 전체를 함께 보내주시면 더욱 좋습니다. 책의 집필이 아닌 기획안을 제안해
주셔도 좋습니다. 보내주신 분이 저 자신이라는 마음으로 정성을 다해 검토하겠습니다.